의학윤리지침서

가톨릭대학교
가톨릭중앙의료원

책임 연구자 이동익

공동 연구자 구인회
맹광호
진교훈
한성숙
남명진
우재명
안성희
홍석영
최경석

본 지침서는 가톨릭임상연구지원센터의 지원으로
가톨릭생명윤리연구소와 천주교 서울대교구 생명위원회
학술연구위원회의 공동연구로 만들어졌습니다.

발 간 사

가톨릭생명윤리연구소가 서울대교구 생명위원회와 공동으로 연구한 「의학윤리지침서」의 발간은 가톨릭중앙의료원으로서는 매우 뜻 깊은 일이 아닐 수 없습니다. 1986년에 제정된 가톨릭중앙의료원의 이념을 의료현장에서 구체적으로 실천하기 위해 이미 1991년에 「의학윤리지침서」가 발간되었고, 그 후 벌써 많은 세월이 흘렀습니다. 그 사이 의학연구와 의료 환경의 급격한 변화를 체험하고 있던 차에 지침서의 대폭적인 보완 작업은 매우 적절하였습니다.

최근 몇 년 사이 우리 사회의 의학윤리에 대한 관심은 최고조에 달하고 있고, 이제 의료 현장에서의 진료와 연구, 간호는 윤리적 실천과 불가분의 관계에 놓이게 되었습니다. 뿐만 아니라 점점 더 다양화되는 의료의 영역은 유전자 연구, 줄기세포 연구, 안락사와 연명치료의 문제 등 매우 복잡한 양상을 띠게 되었고, 따라서 그 어느 때보다도 의료와 임상 연구의 영역에서 윤리 지침이 요구되는 시기가 되어버린 것입니다.

1991년에 이어 이제 새롭게 보완되고 증보된 이 「의학윤리지침서」가 우리 시대의 의학윤리를 이끌어갈 수 있는 선도 역할을 하기를 기대합니다. 그리고 이 지침서를 통해 가톨릭중앙의료원의 모든 의료 행위, 의학 연구가 진정으로 고통받는 환자들의 존엄성을 존중하는 가운데 이루어질 수 있는 나침반이 되기를 희망하며, 무엇보다도 가톨릭중앙의료원에서 종사하고 있는 의료진과 연구자들이 진료 중 겪게 되는 갈등이나 문제들을 가톨릭 이념에 따라 해결할 수 있는 윤리 지침이 될 수 있기를 바랍니다.

이 새로운 「의학윤리지침서」가 나올 수 있기까지 노력과 수고를 아끼지 않으신 가톨릭생명윤리연구소와 서울대교구 생명위원회 학술연구위원회의 연구위원님들께 진심으로 감사드립니다.

2008년 3월 25일

가톨릭중앙의료원장
최 영 식 신부

차 례

서문

1. 지침서 제정의 필요성

현대사회의 생명과학 기술의 급진적 발전은 질병 치료 분야에서도 눈부신 진전을 보이고 있다. 그러나 다른 한편으로 현대문화의 한 특징이라 할 수 있는 물질주의와 인명 경시풍조, 경제논리에 기우는 병원 경영 등 윤리적 상대주의의 확산으로 말미암아 이 분야에서도 수많은 윤리적 문제들이 드러나고 있다. 실상 질병 극복을 위한 인류의 노력이 인류에게 건강한 삶과 생명 연장이라는 경이로운 미래를 가시적으로 보여주고 있지만, 의료 분야에도 극도의 개인주의와 왜곡된 형태의 자유가 파고들어 심각할 정도의 비인간적 양상이 드러나고 이로 인한 사회적 갈등도 심화되고 있는 것이 사실이다.

천주교 서울대교구는 이미 오래전부터 의료 분야에서의 윤리 문제에 대한 관심을 가져 왔다. 그러한 관심으로 마침내 1986년 가톨릭중앙의료원의 이념이 제정되었으며, 이에 따라 1991년에는 「의학윤리지침서」를 제정하여 실행하여 왔다. 그러나 오늘날 의학 기술의 발전과 사회의 급격한 변화로 기존의 「의학윤리지침서」는 대폭 수정되고 보완되어야 할 시점에 이르렀다고 판단하였다.

기존의 「의학윤리지침서」는 환자 진료, 가족계획, 인공유산, 제왕절개, 태아 진단 및 성별 진단, 인체 실험, 죽음의 판정 및 고지, 안락사, 장기이식, 체내 인공수정, 체외수정에 관한 지침으로 구성되어 있으나 현대의 생명과학의 발달에 따른 새로운 의료 기술들이 속속 개발되었거나 또 시도될 것으로 여겨져 그에 따른 새로운 윤리적 성찰들이 절실히 요구되는 시점에 이른 것이다.

따라서 가톨릭생명윤리연구소와 서울대교구 생명위원회의 학술연구위원회에서는 2006년도의 사업 계획으로 서울대교구 산하 가톨릭의료원의 「의학윤리지침서」에 관한 개정 보완 작업에 관한 연구를 계획하였다. 현대의 생명과학의 발달과 함께 생명 복제와 유전자 치료와 같은 새로운 기술 개발이 시도되는 등 그에 따른 숱한 혼란과 비인간적 양상이 전개될 것이 충분히 예상되지만 가톨릭 의료 기관으로서의 정체성을 확고히 할 수 있는 「의학윤리지침서」가 만들어질 때, 예상되는 여러 어려움을 슬기롭게 극복할 수 있을 것이다.

가톨릭교회의 의료 기관들은 치유자이며 구세주이신 그리스도의 모습을 따라 고통받고 있는 수많은 환자들에게 질병 치료는 물론 질병을 통해 구원에 이르는 전인적 치유 활동을 펼치는 것을 소명으로 삼고 있다. 이를 위해 가톨릭 의료 기관의 의사들과 연구자들이 그리스도의 모습을 닮으면서 고통받고 있는 환자들의 전인적 구원을 위해 헌신할 수 있도록 가톨릭 이념을 기본으로 하는 가톨릭 의료 기관을 위한 「의학윤리지침서」를 제정하게 된 것이다.

2. 지침서의 내용 범위, 방법

우선적으로 1991년에 제정되어 사용하고 있는 가톨릭중앙의료원의 「의학윤리지침서」를 검토하여 개정 및 수정 보완에 초점을 맞추었다. 최근 10-20년간의 생명의학의 눈부신 발전이 인간 생명의 질적 향상이라든가 인류의 건강에 크게 기여하였다는 평가를 받고 있지만 다른 한편으로는 그 발전이 인류에게 가져다준 근심 또한 큰 것이 사실이다. 의학의 놀라운 발전에 윤리적 책임과 의무가 병행되고 있는가에 대한 성찰을 바탕으로 진정으로 환자의 권리를 존중하고, 그들의 고통을 함께 아파하는 가운데 인간으로서의 존엄성을 철저히 보호하려는 관점에서 여러 분야들을 점검하였다. 또한 생명의학에서의 새로운 분야를 점검하는 가운데, 그에 대한 현실과 내용 나아가 가톨릭적 가치관에 입각한 해결 방법과 행동 지침을 제시하는 데에 중점을 두었다.

본 지침의 검토와 수정 작업은 서울대교구 생명위원회 학술연구위원회와 가톨릭생명윤리연구소의 공동 연구로 진행되었다. 이 연구의 방향 설정에는 교황청의 여러 문헌들과 역대 교황들의 회칙과 담화문들이 큰 도움을 주었으며, 또한 일본 천주교 주교회의가 발표한 「21세기를 위한 일본 천주교 주교회의 담화문」(2001. 1. 1.)과 미국 천주교 주교회의가 발표한 「Ethical and Religious Directives for Catholic Health Care Services」(2002. 6. 15.)의 윤리 지침들도 각각의 지역별 의료 환경과 특수성을 이해하는 데 큰 도움을 주었다.

본 지침의 연구를 담당한 연구자들은 가톨릭생명윤리연구소 혹은 서울대교구 생명위원회 학술연구위원회의 연구위원들이며 그 명단은 아래와 같다.

1) 책임 연구자

이동익 신부 (가톨릭생명윤리연구소장, 서울대교구 생명위원회 학술연구위원회 위원장 / 가톨릭대학교 의과대학 교수)

2) 공동 연구자

- 구인회 교수 (가톨릭대학교 의과대학 교수)
- 진교훈 교수 (서울대학교 명예 교수)
- 맹광호 교수 (가톨릭대학교 의과대학 교수)
- 한성숙 수녀 (가톨릭대학교 간호대학 교수)
- 남명진 교수 (가천의과대학교 교수)
- 우재명 신부 (서강대학교 신학대학원 교수)
- 안성희 수녀 (가톨릭대학교 간호대학 교수)
- 홍석영 교수 (경상대학교 사범대학 교수)
- 최경석 교수 (이화여자대학교 법학부 교수)

3) 연구보조원

조미영 (가톨릭생명윤리연구소 조교)

4) 감수

안명옥 주교 (천주교 주교회의 생명윤리위원회 위원장)

3. 지침서의 기본 정신

가. 생명의 존엄성

본 지침서의 기본 정신의 출발점은 인간 생명의 가치에 대한 관점이다. 곧 인간 생명에 가치를 부여한다기보다는, 존엄성을 지닌 인간, 불가침적 가치를 지닌 인간이라는 점을 그대로 받아들이는 데서부터 출발한다. 곧 인간 생명의 가치라는 표현은 '살아 있다는 것 때문에, 살아 있는 인간이 누리는 가치'[1]라는 표현이 정확한 표현이다. 인간의 생명은 더 이상 바람직하거나 유용하지 않다고 생각되면 언제든지 버리거나 소멸시킬 수 있는, 인간이 소유하고 있는 선(善)이라기보다는, 오로지 그 생명을 부여하신 하느님으로부터 주어진 선물로 이해되어야 한다는 차원이다.

이러한 그리스도교 생명관을 지지하고 있는 핵심 사상이 인간의 존엄성 사상이다. 이는 인간은 인간이라는 사실 그 자체만으로도 언제나 존엄하다는 의미이다. 여기서 잠시 그리스도교 전통은 인간의 존엄성을 어떻게 이해하고 있는가를 살펴볼 필요가 있다.[2] 그리스도교 전통은 인간의 존엄성을 다음의 세 가

1) Cfr. Carrasco de Paula, "Dignità e vita umana nell'etica medica", *Medicina e Morale 45*(1945), pp. 213-222.

2) Cfr. William E. May, Human dignity and biomedical research: the respective positions of the subject of research and the researcher, in Juan de Dios Vial Correa & Elio Sgreccia(Eds.), *Ethics of Biomedical research in a Christian Vision: Proceedings of the ninth Assembly of the Pontifical Academy for Life*, Vatican City 2004, pp. 172-176.

지 측면에서 파악한다.

첫째, 인간의 존엄성은 본래적이고, 자연적이며, 양도할 수 없다. 그리고 이는 거저 얻은 것, 곧 선물이라는 것이다. 창세기 1장 26-27절은 하느님께서 당신의 모상에 따라 인간을 창조하였다고 알려 준다. 이에 따라 모든 인간 존재는 하느님의 창조된 말씀을 통해, 하느님의 모습을 가득 담은, 하느님께서 가장 사랑하시는 피조물로 살아간다. 바로 여기에 하느님으로부터 창조된 인간의 존엄성이 깃들어 있으며, 이는 어느 누구로부터도 침해당할 수 없는 존엄성이다. 인간은 하느님으로부터 부여받은 이 본질적 존엄성으로 말미암아 우주 전체를 능가하는 존재가 되었다. 제2차 바티칸 공의회 「사목헌장」이 언급하는 것처럼 인간은 참으로 "그 존재 자체를 위하여 하느님께서 바라신 유일한 피조물"[3]이다. 따라서 인간의 존엄성은 본질적인 차원에서 불가침적이다. 특별히 오늘날 생명과학의 연구에 있어서 연구 대상과 연구자들 모두에게 해당되겠지만, 인간의 존엄성은 연구 대상에 있어 더 중요하게 고려되어야 한다. 바로 이 점이 인간에 대한 생명과학 연구에서의 윤리적 기초가 된다.[4]

---

3) 「사목헌장」 24항.

4) 「생명의 복음」 4항은 이렇게 말한다. "현 세상에서의 구체적 삶을 시작하게 되는 인간 육체 자체는 그것이 인간의 전체 가치를 포함하지도 못하며 영원한 삶으로 부름받은 인간의 최고 선(supreme good)을 나타내 주지도 못한다. 그러나 어떤 의미로 볼 때는 인간의 육체 또한 생명의 '근본 가치'를 지닌다고도 볼 수 있다. 그것은 바로 이 육체적 삶 속에서 인간의 다른 모든 가치가 생성되고 발전되기 때문이다. '수정에서 죽을 때까지' 무죄한 인간의 인간 생명권이 갖는 불가침성은 바로 창조주로부터 생명의 선물을 받은 인간에 대한 불가침성의 표징이며 또 요구이기도 하다."

둘째, 인간의 존엄성은 본래적이지만 단순히 거저 주어진 것으로서만 이해되는 것이 아니라 인간의 삶을 통해서도 드러나야 하는 일종의 업적으로도 이해된다. 이는 인간이 양심에 입각한 자유로운 선택으로 자신의 삶을 살아가는 내면적·지적 능력으로서, 자유로운 인간으로 불린 존엄성을 지칭하기 때문이다. 곧 이는 우리가 진리를 따라서 우리의 행동과 선택을 자유롭게 함으로써 우리 자신에게 주어지는 존엄성이다. 제2차 바티칸 공의회가 가르치는 것처럼 "인간은 하느님께서 자기 마음속에 새겨 주신 법을 지니고 있으므로, 이 법에 복종하는 것이 바로 인간의 존엄"[5]이므로 인간 내면의 양심과 자유는 인간 존엄성의 또 다른 표지가 되는 것이다. 또한 이 존엄성은 생명과학 분야에서의 연구 대상과 연구자와 밀접한 관련을 가지며, 특별히 연구자에게 더 중요하게 여겨할 영역이다.

셋째, 인간의 존엄성은 업적으로서 뿐만 아니라 인간의 본성을 훨씬 뛰어넘는 선물이면서, 동시에 문자 그대로 인간을 신격화하는 차원에서의 본래적 존엄성이다. 이 존엄성은 하느님의 선물로서 인간에게 주어진 하나의 보물, 하느님의 자녀로서의 존엄성이다. 이는 하느님으로부터 받은 순수한 은총의 선물이며, 따라서 인간은 이를 보호하고 또 촉진시켜야 한다. 이러한 존엄성은 윤리적 행위의 주체인 인간의 행위와 밀접한 상관관계를 갖는다. 곧 행위의 주체인 인간의 행위에 따라 그 존엄성이 상실될 수도 있다는 의미이다.

5) 「사목헌장」 16항.

인간 존엄성의 명제는 생명과학의 분야에서 가장 기본적으로 존중되어야만 하는 핵심 원리이다. 요한 바오로 2세 교황은 다음과 같이 말한다. "윤리적 판단 기준은 인간의 존엄성에 그 기초를 두어야 하며, 이로부터 파생되는 결과들은 연구의 각 단계에서 성찰되고 적용되어야 한다."[6)]

이러한 시각에서 인간 생명을 이해할 때, 한 인간 생명의 가치란 행동이나 표현에서 드러나는 것이 아니라 그 현존 자체, 그리고 하느님의 선물로 창조되었다는 사실 자체에서 비롯되는 것이다. 지위와 신분을 뛰어 넘어 젊든 나이가 들었든, 건강하든 병들었든, 배아든 신생아든, 똑똑하든 어리석든, 모든 인간 생명의 가치는 그 수행 능력이나 삶의 질과는 무관하며, 인간이 하느님과 관계를 맺는 존재라는 사실로부터 연유한다. 인간의 육체 자체는 그것이 인간 전체의 가치를 포함하지도 못하며 영원한 삶으로 부름받은 인간의 최고선을 드러내지도 못한다. 이것이 바로 "임신에서 죽을 때까지" 어떠한 상태의 인간이라도, 모든 인간이 갖는 생명권의 기초가 되며, 불가침성의 표지이자 요구이다.[7)]

그리스도교의 생명윤리는 이러한 생명관을 출발점으로 삼으면서 무엇보다도 인간 생명의 신성함을 강조한다. 일부 생명과학자들이 인간 생명을 단순히 과학적인 수치로만 인식하고, 생

---

6) John Paul II, Address to the Representatives of the Italian Society of Medicine and the Italian Society of General Surgery, (Oct. 27, 1980), In *Insegnamenti di Giovanni Paolo II*, III, 2, Vatican City, Libreria Vaticana 1980, p. 1009, n. 3.

7) 신앙교리성, 「생명의 선물」, 서론 4항 참조.

명의 신성함을 과학 이전의 생명관으로 비하하기도 하지만, 생명의 신성함은 단순히 종교적인 맥락에서만 이해될 수 있는 것이 아니다.[8] 명확한 것은 인간 존재는 그 탁월성과 비교할 수 없는 가치로 인해 다른 모든 존재와 구별된다는 것이며, 순수 과학적인 차원을 뛰어넘는 초월적 특성을 부인할 수 없다는 것이다.[9]

나. 치유자이며 의사이신 예수 그리스도

본 지침이 지향하는 의사의 모범은 치유하시고 구원하시는 예수 그리스도이시다. 참된 의사이신 예수 그리스도는 살아 있는 복음이시며, 치유하는 사랑의 복음이시기 때문이다. 마르코

---

8) 동양 사상에서의 생명관 역시 신성함에서부터 출발한다. 생명을 뜻하는 한자어 명(命)이라는 것은 땅에서 솟아난 것이 아니고, 바로 하늘로부터 인간과 이 세상 모든 것에 주어지는 것이다. 이 명(命)은 포괄적인 의미를 지니는 것으로서 숨쉬는 것만을 지칭하지 않고 우주의 모든 질서까지 포함한다. 인간의 생명뿐만 나아가 자연의 질서, 인간 행위의 도덕성 등을 포함하는, 생겨난 모든 것에 해당되는 것이다. 그러므로 명(命)을 생명으로 한정해서 말하기보다는 천(天, 하늘)으로부터 부여받은 것으로 이해해야 한다. 이 천명(天命)은 절대적인 것이다. 인간이 임의로 조작하여 변화시키거나 없애 버릴 수 있는 것이 아니다. 순천명(順天命)이라는 말은 하늘의 뜻에 순종한다는 뜻으로 명(命)이 거역될 수 없는 절대적인 것이라는 것을 강조하는 것이다. 따라서 생명은 인간 자신의 것이 아니라 그것을 인간에게 부여한 하늘(天)에 속한다는 의미의 절대성을 지니는 것이다. 이동익, 『생명의 관리자』(개정판), 가톨릭대학교출판부 1995, 36-38쪽 참조.

9) 제2차 바티칸 공의회 「사목헌장」 14항의 다음 문장은 이를 매우 잘 설명해 주고 있다. "육체와 영혼으로 단일체를 이루는 인간은 그 육체적 조건을 통하여 물질세계의 요소들을 자기 자신 안에 모으고 있다. 이렇게 물질세계는 인간을 통하여 그 정점에 이르며 창조주께 소리 높여 자유로운 찬미를 드린다."

복음이 전하고 있는 것처럼 예수님은 하느님 나라와 구원을 선포할 당신 자신의 사명을 이미 잘 이해하고 계셨다. "다른 이웃 고을들을 찾아가자. 그곳에도 내가 복음을 선포해야 한다. 사실 나는 그 일을 하려고 떠나온 것이다"(마르 1, 38). 이 텍스트를 이어서 나타나는 장면에도 마찬가지로 예수님의 치유하시고자 하는 열정, 귀신들을 쫓아내시는 행적, 병자들이 예수님으로부터 치유받는 사건들이 상세하게 기록되어 있다.

마태오복음도 예수님의 행적을 이렇게 기술하고 있다. "예수님께서는 모든 고을과 마을을 두루 다니시면서, 회당에서 가르치시고 하늘나라의 복음을 선포하시며, 병자와 허약한 이들을 모두 고쳐 주셨다"(마태 9, 35). 예수님께서는 율법학자들의 비난과 비방에도 불구하고 안식일에도 치유 활동을 계속하심으로써 어떠한 율법도 병자를 낫게 하는 사랑의 행위에 장애가 될 수 없다는 점을 명백히 밝히신 것이다.

예수님의 행적들 중 특별히 관심을 끄는 사건은 나병환자들을 치유하신 사건이다. 예수님은 그들을 어루만지시며 그들의 외로움에 함께하실 뿐만 아니라 모든 사람에게 죄인이라고 손가락질받는 그들을 질병의 치유 행위를 통해서 죄인의 상태에서 해방시키셨다. 나병환자는 하느님으로부터 버림을 받았다고 단죄하던 당시 사회의 편견을 여지없이 무너뜨리시고 정화하신 것이다(요한 9, 1-3 참조).

이렇게 예수님께서 행하신 활동의 다양성은 죄로부터의 해방에서도 분명히 드러나며, 용서와 신적 화해는 그분께서 가지고 계시는 일종의 치유하시는 능력이다. 장님과 중풍 병자, 벙어리와 나병환자들의 치유 모두는 상징적인 의미를 지니고 있는 사건이지만 실제로 그들의 치유 사건에서 나타나는 실제적인 치유는 또한 하느님 나라의 도래했다는 것을 보여주는 매우 중요한 표지가 되는 것이다.

세례자 요한이 수많은 질병과 병고와 악령에 시달리는 많은 사람들을 고쳐 주시는 예수님께 제자들을 보내어 묻는다. "오실 분이 선생님이십니까?" 예수님께서는 이렇게 대답하신다. "요한에게 가서 너희가 보고 들은 것을 전하여라. 눈먼 이들이 보고 다리 저는 이들이 제대로 걸으며, 나병환자들이 깨끗해지고 귀먹은 이들이 들으며, 죽은 이들이 되살아나고 가난한 이들이 복음을 듣는다"(루가 7, 20-22; 마태 11, 2-5 참조). 여기서 주목해야 할 것은 예수님의 치유 활동과 복음 선포는 매우 밀접한 관련이 있다는 점이며, 또한 한 걸음 더 나아가 예수님께 대한 병자들의 믿음이 그러한 치유를 가능하게 했다는 점이다. 곧 성경에서 예수님의 치유 기적을 믿지 않는 사람들에게도 치유가 이루어졌다는 사실은 전혀 찾아볼 수 없다는 것이 우리에게 시사하는 바가 크다.

예수님의 기적적인 치유 행위들은 분명히 당신의 권능을 드러내는 표지이며, 나아가 당신의 자비로우신 사랑과 인간적 및 신적 사랑의 능력을 드러내는 사건이다. 그러나 여기에 또 한 가지 간과해서는 안 되는 것은 예수님은 병자들의 친구라는 명백한 사실이다. 사람들에게 가까이 가시는 예수님과의 만남에서 예수님께서 죄인들에게 보여주시는 신뢰는 건강을 위한 은혜로운 축복이 된 것이다. 병자들과 죄인들은 예수님과 함께 있는 동안에는 결코 어떠한 무시나 경멸도 느끼지 않는다. 왜냐하면 그분은 판단하러 오신 것이 아니라 치유하러 오신 분이시기 때문이다(요한 3, 17; 12, 27 참조). 예수님은 모든 사람을 회개에로 초대하시며, 초대받는 사람들은 모두 그분께 대한 믿음을 통해 응답하는 것이다.[10)]

이렇게 예수님의 치유 행적들을 통해 예수님과 병자들과의 관계가 어떠한가가 보다 명백해졌다. 예수님의 치유하시는 능력이 자비와 사랑 그리고 믿음의 관계를 통해 드러난 것이다. 우리는 치유자이시며 의사이신 예수 그리스도께서 질병으로 고통받는 사람들과 함께 계신다는 사실을 알고 고백한다. 그분은 병자들의 치유를 위해 늘 준비되어 계신 분이시며, 질병으로 고통받는 사람들에게 하느님과의 건전한 관계뿐만 아니라 이웃, 공동체 그리고 자신과의 건전한 관계를 다시 회복시켜 주신다는 의미로서 치유의 능력을 베푸시는 분이시다. 이렇게 치유자이신 예수 그리스도는 모든 의사의 진정한 모범이 되시는 분이다.[11)]

---

10) Cfr. F. Arnold, *Der Glaube, der dich heilt. Zur therapeutischen Dimension des christlichen Glaubens*, Regensburg 1983, p. 58.

11) Cfr. B. Häring, "Come si pone oggi il problema del rapporto tra predicazione della salvezza, e compito di guarire", in *Proclamare la salvezza e guarire i malati*: Verso una visione più chiara di una sintesi fra evangelizzazione e diakonia sanante, Bari 1984, pp. 22-26.

다. 환자의 권리 존중

환자들의 권리는 무엇보다도 그들이 치료받는 전 과정에서 인간으로서의 존엄성이 존중되는 가운데 정신적, 육체적으로 건강에 이를 수 있도록 치료받을 권리를 의미한다.

이 권리는 근본적으로 예수님께서 제자들을 파견하시면서 "병자들을 고쳐 주어라"(루가 10, 9 참조)고 당부하신 데에 근거한다. "건강한 이들에게는 의사가 필요하지 않으나 병든 이들에게는 필요하다"(루가 5, 31)라고 하신 예수님의 말씀처럼 고통받는 병자들에 대한 예수님의 관심은 모든 인류를 구원하시고자 하는 하느님의 구원 의지의 또 다른 표현이라고 말할 수 있기 때문이다.

바오로 사도는 "한 지체가 고통을 당하면 모든 지체가 함께 고통을 겪습니다"(1코린 12, 26)라고 말함으로써 아무도 고통을 당할 때 혼자서 외롭게 고통받지 않으며, 어느 누구도 자신이 고통을 당할 운명으로 태어났다고 말해서는 안 된다는 점을 강조한다.

"오늘날 이 세상에 가장 긴박하게 요청되는 것이 무엇인가?"라는 질문에 대한 해답은 이 세상 구원을 위한 예수 그리스도의 구원 사명을 세상의 직무를 통해 충실히 완성해 가는 것, 곧 인간 각 개인과 공동체 그리고 사회의 번영과 건강, 구원을 위한 봉사로서의 소명을 충실히 수행하는 것, 곧 전체 인류 구원을 위한 봉사로 요약될 수 있다.

곧 이러한 봉사가 교회에 맡겨져 있고, 교회는 "이러한 시점에서 자신에게 맡겨진 임무를 어떻게 수행하는가? 복음화와 주님께서 교회에 위탁하신 허약하고 병든 사람들을 낫게 하라는 소명을 어떻게 통합하고 심화시킬 수 있는가? 그리고 그 가능성을 어떻게 구체화할 수 있는가?"에 대해 끊임없이 성찰하고 실천함으로써 고통받는 환자들에 대한 봉사를 자신의 고유한 소명으로 삼는 것이다.

교회의 이러한 소명은 인류의 현세적 삶과 구체적으로 연결되어 있고, 의료 현장에서는 질병으로 고통받는 사람들에게 집중되어 있다. 이러한 의미에서 병자들이 겪는 고통으로부터의 해방은 결국 교회의 고유한 소명으로서의 구원 사명에 부합하여, 교회는 오늘날의 시대적 요구에 따라 병자들을 위한 치유 사명을 실천하기 위해 항상 깨어 있을 것을 요청받는 것이다.

병자들에 대한 치유 사명의 실천은 예수 그리스도의 모습에서 그러했듯이 언제나 고통받는 사람이 그 사명의 중심에 서 있으며, 이는 예수님의 병자 치유 사건을 통해 여실히 드러나는 그리스도의 병자에 대한 동정심(Compassion) 혹은 병자의 마음을 충분히 헤아리는 공감의 마음이 구체화되는 사건인 것이다.

우리는 이렇게 치유하는 의사이신 예수님과 질병으로 고통받는 병자들과의 관계를 의사-환자의 관계로 발전시킬 때 무엇보다도 환자의 권리가 올바르게 이해되고 존중되는 의료 환경이 조성될 것이며, 모든 환자가 동등하게 치료받을 권리가 있다는 사실에 관심을 두어야 한다. 의사는 당연히 환자의 고통을 공감할 수 있어야 하며, 질병의 생물학적 측면뿐만 아니라 환자가 처해 있는 모든 주변 상황을 고려할 수 있어야 할 것이며,

궁극적으로는 의사 자신의 이익보다는 환자의 이익이 우선되어야 한다. 이것이 의사-환자의 올바른 관계를 위해 요구되는 가장 기본적인 자세이며, 이는 고통의 극복을 통해 인류를 구원하시려는 예수 그리스도의 사명을 충실히 수행하는 가장 구체적인 실천이 될 것이다.

라. 인간에 봉사하는 의학 기술

의학 분야에서의 기술적 및 학문적 발전은 실로 대단하다. 의학은 여러 질병들의 역학적 탐구를 통해 그 직·간접적 원인을 발견해 냈으며, 끊임없이 바이러스와 박테리아 등의 세균과 싸울 수 있는 새로운 신약들을 개발해 내고 있다. 외과의 경우도 마찬가지이다. 심장과 신장, 그리고 그 밖의 장기이식 등은 놀랄 만한 발전을 이루었다. 그렇지만 그러한 발전에도 종합병원들은 환자들에게 희망을 안겨 준다거나 환자들이 느끼고 있는 위기를 극복할 수 있는 계기를 마련해 주지 못하고 있으며, 또 그와는 대조적으로 아직까지도 수많은 환자들이 여러 기계들의 도움을 받아 수년간 생명을 유지하고 있기도 하다.

의학 기술의 발전이 때로는 이렇게 보다 명확한 경계 구분을 제공하지 못한 채 주변 상황의 여러 가치들과 충돌하기도 하면서 오늘날 이 분야에서 큰 관심으로 등장한 것이 윤리적인 문제이다. 숱한 질병의 극복을 위해 인간 생명에 대한 연구와 실험이 끊이질 않고, 급기야 최근에는 온전한 인간 생명인 배아를 재료로 삼아 치료제를 만들겠다는 끔직한 연구까지도 허용되어야 한다는 목소리가 높아지고 있다. 복제 배아를 만드는 기술이 세계적으로 뛰어난 우리나라라고 하니 당장이라도 복제 인간이 생산될 것 같기도 한 분위기이다. 유전자 분야의 연구도 아주 활발하다. 질병에 대한 유전자 진단이 수많은 태아의 낙태를 유도하지만 질병 극복에 대한 염원은 그러한 실험과 연구에 대한 윤리성을 크게 문제 삼지 않는 듯하다.

또한 의학 분야에서의 윤리적인 문제는 의료 시설의 남용 문제와도 깊숙이 관련된다. 오늘날 종합병원들이 의료 기술 설비를 위해 쓰는 경비는 군사 목적으로 쓰이는 경비와 맞먹을 정도로 엄청나다. 이러한 설비는 인구 1퍼센트에 해당하는 사람들에게 혜택을 줄 수 있고, 좀 더 광범위하게는 다른 수많은 환자들에게 혜택을 주거나 또한 예방을 위한 의약품을 개발한다거나 위생 교육을 위해 사용될 수 있다고 한다. 현대의 값비싼 의약품은 그 다양한 가치에 따라서, 선진국 국민의 10-20퍼센트 이상에게 이미 보급되어 있으며, 더 나아가서 이미 죽음이 선고된 사람에게 죽음의 과정을 기술적으로 연장시키기 위하여 개인적으로, 불균형한 방법으로, 또 집착적으로 사용하기도 한다.[12)]

의학의 발전으로 삶의 질이 과거보다 한층 더 높아졌다고 한다. 더 건강하게 오래 살 수 있게 되었고, 죽음의 시간을 어느 정도까지는 원하는 대로 조절할 수도 있다. 인간의 재능과 창의

---

12) B. Häring, "Come si pone oggi il problema del rapporto tra predicazione della salvezza, e compito di guarire", in *Proclamare la salvezza e guarire i malati*: Verso una visione più chiara di una sintesi fra evangelizzazione e diakonia sanante, Bari 1984, pp.6-8.

력이 의학적 발전을 이끌었고, 급기야는 의학의 여러 기술들이 생명과 죽음의 영역으로까지 들어오게 된 것이다.

이에 요한 바오로 2세의 말씀은 매우 의미심장하다. "인류가 이룩해 놓은 과학기술의 발전이 오히려 인류를 파멸시킬 수도 있다."[13] 의학 기술이 인간에게 봉사하는 목적에 충실하지 못할 때 그 발전이 오히려 인류를 해칠 수도 있다는 경고의 말씀이다.

이제 보다 분명해졌다. 의학 기술의 발전이 고통받는 환자들의 효과적인 치료 활동에 기여해 왔지만 그 기술들이 때로는 인간으로 하여금 "그 자신의 운명을 결정할 수" 있도록까지 해준 셈이 되었고, 동시에 "인간이 범할 수 없는 자연의 섭리를 거스르도록 유혹하는"[14] 상태에 이르게 한 셈이 되었다. 말하자면 그러한 기술들은 사람을 도울 수도 있지만 또한 스스로 해칠 수도 있는 심각한 위험을 내포하고 있는 것이다.

이에 대한 우리의 입장은 확고하다. 이렇게 제기된 심각한 문제들에 대해 명확한 해답을 제시하기 위해서는 무엇보다도 육체적 차원의 인간 본성에 대한 이해가 전제되어야 한다는 것이다. 곧 육체적이고 영적인 인간 본성에 기초를 둔 목적과 권리, 그리고 의무를 규정하는 도덕률에 충실한 의료, 나아가 그러한 인간에게 충실하게 봉사하기 위한 목적으로서의 의학 발전이어

---

13) 요한 바오로 2세, 회칙「인간의 구원자」15항.

14) 요한 바오로 2세, 이탈리아 내과학회 제81차 대회와 이탈리아 일반외과학회 제82차 대회 참가자들에게 한 연설, 1980. 10. 27.;「사도좌 관보」(AAS) 72(1980년), 1126쪽.

야 하는 것이 그 핵심적 요구이다.[15]

4. 「의학윤리지침서」의 기대 효과

본 「의학윤리지침서」를 통해 기대하는 것은 우선적으로 가톨릭 의료 기관에서 종사하고 있는 의료진에게 진료 행위 중에 발생할 수 있는 갈등이나 문제들을 해결할 수 있는 윤리적 방향과 구체적인 행동 지침을 제공하는 것이며, 또한 가톨릭 신자로서 생명의학 연구에 참여하는 연구자들에게 가톨릭 이념에 따른 연구 수행이 가능하도록 윤리적 방향을 제시하는 것이다.

나아가 이 윤리 지침을 통해 대한민국의 의료 사회에 가톨릭 정신을 널리 알리고, 가톨릭 의학 윤리가 한국의 의학 윤리 확립에 모범이 되고, 선도하는 역할을 할 수 있기를 또한 기대하며, 의료 봉사자들과 신자들이 생명을 사랑하고 생명을 위한 봉사를 위해 헌신할 수 있도록 도움을 주는 교육 자료로도 활용될 수 있기를 기대한다.

---

15) 교황청 신앙교리성, 「생명의 선물」, 서론 1-3; 한국천주교중앙협의회, 「생명과 가정」, 2004, 198-206쪽 참조.

일러두기

– 이 「의학윤리지침서」는 가톨릭중앙의료원 산하 의료 기관을 비롯하여 가톨릭 의료 기관에 종사하는 의료인, 특히 의사들이 환자 진료나 연구 과정에서 지켜야 하는 생명 의료 윤리 내용을 제시하기 위하여 개발된 것이다.

– 이 지침서는 의사와 간호사, 연구자들이 환자 진료와 연구 현장에서 자주 경험하게 되는 사례들을 중심으로 그 현황과 윤리적 문제점, 그리고 이에 대한 가톨릭교회의 가르침을 '본문'으로 기술한 다음 이들이 능동적으로 실천해야 할 주요 행동을 '실천 지침'으로 제시하였다.

– 이 지침서에 사용된 용어는 국내 의학 및 생명 의료 윤리 분야에서 공통적으로 사용되는 용어, 또는 법적 용어를 사용했으나(예: 인공유산이나 낙태를 '인공 임신중절'로 표기), 일부 통일이 안 된 용어에 대해서는 본 위원회 위원들의 합의에 의해서 결정, 사용하였다(예: Informed consent를 '사전 동의'로 표기).

약어표

▌중환자와 임종자에 관한 윤리 문제

교황청 사회복지평의회(인간계발위원회), "중환자와 임종자에 관한 윤리 문제" I-II, 1981: 「사목」 제78-79호, 한국천주교중앙협의회.

▌가정 공동체

교황 요한 바오로 2세, 교황 권고 「가정 공동체」, 1981. 11. 22., 한국천주교중앙협의회.

▌가톨릭교회 교리서

한국 천주교 주교회의 교리교육위원회 역, 『가톨릭교회 교리서』, 1994, 한국천주교중앙협의회.

▌배아 감수에 관한 선언

교황청 가정평의회, "배아 감수에 관한 선언", 2007. 7. 12.: 『가톨릭교회의 가르침』 제17호, 한국천주교중앙협의회.

▌사목헌장

제2차 바티칸 공의회, 현대 세계의 교회에 관한 사목헌장 「기쁨과 희망」, 1965. 12. 7., 2002년 개정판, 한국천주교중앙협의회.

■ 생명의 복음

교황 요한 바오로 2세, 회칙 「생명의 복음: 가톨릭교회의 가르침」, 1995. 3. 25., 한국천주교중앙협의회.

■ 생명의 선물

교황청 신앙교리성, 인간 생명의 기원과 출산의 존엄성에 관한 훈령 「생명의 선물」, 1987. 2. 22.: 「사목」 제112호, 한국천주교중앙협의회.

■ 생명윤리

이창영 편역, 『생명윤리: 가톨릭교회의 가르침』, 2003. 5. 1., 한국천주교중앙협의회.

■ 안락사에 관한 선언

교황청 신앙교리성, "안락사에 관한 선언", 1980. 5. 5.: 「사목」 제71호, 한국천주교중앙협의회.

■ 인간 생명

교황 바오로 6세, 회칙 「인간 생명」, 1968. 7. 25., 한국천주교중앙협의회.

■ 인공유산 반대 선언문

교황청 신앙교리성, "인공 유산 반대 선언문", 1974. 11. 18.: 「사목」 제42호, 한국천주교중앙협의회.

■ 의료인 헌장

교황청 보건사목평의회, 「의료인 헌장」, 1995, 가톨릭대학교 출판부.

제1장

환자 진료 : 의사와 환자 관계

예나 지금이나 병원을 찾는 환자들이 바라는 것은 무엇보다도 의사로부터 높은 수준의 진료를 받는 일이라고 할 수 있다. 이러한 측면에서 보면, 의사들의 의학적 지식과 기술은 물론, 질병 진단과 치료를 위한 각종 의약품과 의료 기기가 발달한 현대 의료는 역사상 다른 어느 시기보다 환자들의 이러한 소망을 잘 충족시킬 수 있어야 한다.

그러나 오늘날 실제 환자 진료가 이루어지고 있는 의료 현장에서 보면, 의사는 의사대로 환자는 환자대로 현재의 의료 환경이나 진료 상황에 대해 만족하는 수준이 그리 높지 않은 것 같다. 이는 의사들을 대상으로 한 직업 만족도 조사나 환자들을 대상으로 한 진료 만족도 조사에서 잘 나타나고 있으며, 특히 의사와 환자 사이의 의료 분쟁이나 의료 소송이 날로 증가하고 있는 것으로도 잘 드러난다.

이렇듯 오늘날 의료 현장에서 의사와 환자 모두가 만족스럽지 못한 데는 여러 이유가 있다. 질병 양상이 만성질환 중심으로 변화되면서, 환자 입장에서는 수시로 여러 가지 값비싼 검사를 받아야 한다든지, 그러면서도 치료는 지연되는 데서 오는 불만이 클 것이고, 의사는 의사대로 치료 성과가 높지 않은 만성질환 환자를, 그것도 단시간 내에 많은 수의 환자를 진료해야 하는 어려움이 큰 것 등이 모두 불만의 원인이 될 수 있다. 뿐만 아니라 의사 입장에서 보면, 낮은 보험 수가와 의료 행위에 대한 여러 가지 규제 또한 불만의 이유일 수도 있다.

그러나 의사와 환자의 불만족 상태를 단적으로 나타내 주는 의료 분쟁이나 의료 소송의 증가 원인을 분석한 연구들을 보면 이러한 현상은 무엇보다 환자 진료의 핵심이라고 할 수 있는 의사와 환자 사이의 상호 신뢰가 무너져 가고 있기 때문이라는 것을 알 수 있다. 이러한 의사와 환자 사이의 신뢰 부족은 기본적으로 앞에서 언급한 여러 가지 열악한 진료 환경과 결코 무관하지 않고 따라서 의사와 환자 사이의 신뢰 회복을 위해서는 이러한 환경이 우선 개선되어야 하겠지만, 환경의 개선만 이루어지면 의사와 환자가 서로 아무런 노력을 하지 않아도 된다는 것은 아니다.

물론 의사와 환자 관계처럼 상대가 있는 경우에는 어느 한쪽만의 노력으로 서로 간의 신뢰가 회복될 수는 없다. 그러나 의사와 환자 관계의 경우, 질병으로 인한 고통과 두려움으로 의사를 찾아오는 환자에게 의사가 먼저 신뢰감을 주는 자세로 임해야 한다는 면에서 의사의 노력이 한층 더 강조되는 것은 두말할 나위도 없다.

실제로 많은 의학 교과서, 특히 의료 윤리에 관한 교과서는 의사가 환자에게 신뢰감을 줄 수 있는 덕목들에 관해 언급한다. 곧 의사는 무엇보다 환자에게 정직해야 하고 자신의 질병 치료를 의탁하는 환자에게 믿음을 줄 만큼 용기 있게 행동해야 하며, 환자에게 늘 신중함과 예의 바른 태도를 보일 것을 요구한다. 또한 의사는 환자와 원활하게 의사소통을 할 수 있는 기술을 지녀야 하며, 환자를 인격체로 존중하는 자세와 솔직한 태도를 가져야 한다는 점을 강조하고 있다.

의사와 환자 사이의 원만한 관계를 위한 이들 덕목의 핵심은 역시 환자를 하나의 인격체로 존중하는 일이다. 이것은 단지 환자에게 친절하고 이들에게 해를 끼치지 않는 것뿐 아니라 환자의 질병을 진단하고 치료하는 전 과정에 환자를 함께 참여시키는 동반자적 자세를 가져야 한다는 것을 의미하기도 한다. 따라서 의사는 전체 진료 과정에 대해 환자에게 그 내용을 가능한 한 자세히 설명해 주어야 하며, 이를 바탕으로 의사는 특히 환자에게 정신적·물질적 부담이 되는 진단이나 치료를 결정할 때, 충분한 설명을 한 후 치료에 대한 환자의 '사전 동의(Informed Consent)'를 구해야 한다.

이렇게 볼 때 원만한 의사-환자 관계 형성과 유지에 필요한 이러한 덕목들은 일정 시간 교육만 받는다고 해서 형성되는 것이 아님을 알 수 있다. 이러한 덕목들은 진료 현장에서 정기적인 교육과 함께 항상 자신의 진료 행위를 성찰하는 자세를 통해서 길러지지 않으면 안 되는 것이다.

전 세계 가톨릭 의료 기관들이 의사와 환자 관계를 포함한 여러 가지 환자 진료 관련 행위들에 대한 윤리적 행동 지침을 만들어 의료 기관 종사자들에게 그 내용을 알리고 이를 수시로 교육하는 이유도 바로 이 때문이다.

의사의 환자 진료 활동은 기본적으로 '신뢰와 양심의 만남'이다. 질병을 앓고 있는 환자가 자신의 질병 치료를 의사에게 전적으로 내어 맡기는 '신뢰'와 이러한 환자를 성심껏 치료하려는 의사의 '양심'이 만나는 것이 곧 환자 진료 활동이라는 말이다. 이는 당연히 의사에게 자신의 치료를 믿고 맡기는 환자의 신뢰심이 전제되는 것이긴 하지만, 환자를 대하는 의사의 성실하고 양심적인 자세가 그 무엇보다 중요하다(의료인 헌장, 2항).

환자 진료에 관한 가톨릭교회의 관심은 두말할 나위도 없이 예수께서 공생활 대부분을 인간의 고통과 질병을 구제하는 일에 헌신하신 것이나, 제자들에게 복음 전파와 질병 치유를 동시적으로 행하도록(루가 10, 8-9) 하신 것으로부터 비롯된다. 이러한 예수 그리스도의 솔선수범과 가르침을 따라 가톨릭교회는 사도시대 이후 의료 활동을 통한 헌신적 복음 전파와 사랑의 실천에 꾸준한 관심과 노력을 기울여 온 것이다.

환자 진료에 대한 가톨릭교회 의료의 핵심은 한마디로 환자의 전인적(全人的) 치유를 위한 진료이다.

의학 기술의 전문화와 의료 시설의 대형화로 초래된 의료의 비인간화라는 현실에 직면하여 인간을 사랑하시는 하느님의 모습을 닮아 환자를 인격적으로 존중하는 전인적 환자 진료를 실천함으로써 의료의 인간화를 달성하려는 것이 가톨릭 의료의 기본 이념이기 때문이다.

인간화(humanization)란 인간 생명의 존엄성과 신성성을 그 육체와 정신 그리고 문화적 상황 전반에 걸쳐 천명하는 것을 의미한다. 따라서 전인적 진료란 환자를 단지 직업적, 기술적 관점에 국한해서 진료하지 않고 그 사람의 인간적 모든 요소를 고르게 살펴 진료하는 것을 의미한다. 이러한 관점에서 병으로 고통당하는 사람들을 친절과 인격적 관심으로 대했던 예수 그리스도의 치유 행적이야말로 전인적 진료의 모범이라고 할 수 있다.

실천적인 의미에서의 전인적 진료란 단순한 학문 활동이나 직업적 전문 활동에 국한되어서는 안 되며, 항상 환자 각자가 놓여 있는 구체적 상황에서 그들과 인격적으로 함께하는 것까지도 포함한다. 의사에게 있어서 환자는 자신의 의학적 지식과 기술을 적용해 보는 익명의 개인, 즉 '임상적 사례(clinical case)'가 아니라 언제나 진지한 동정심으로 함께해야 하는 '고통받는 사람'인 것이다.

실제로 주의 깊게 관찰해 보면 인간의 질병과 고통은 의료의 문제를 뛰어넘어 현세를 살아가는 인간 조건의 본질에 대한 질문에 이르게 하는 실존적 현상인 것을 알 수 있다. 그러므로 전인적 시각과 인간적인 동정심을 가지고 환자의 고통을 치료해 주는 의사야말로 진정 인간을 사랑하는 하느님의 모습을 닮는 존재라고 할 수 있는 것이다.

특히 가톨릭 의료 기관에서 일하는 의사들은 자신들의 환자 진료 활동이 궁극적으로 하느님 나라 복음 전파와 불가분의 관계를 맺고 있다는 사실을 명심해야 한다. 그것은 예수님이 복음을 전하면서 종종 치유의 능력을 베푸셨으며, 이렇게 치유된 사람들은 모두 그를 하느님의 아들로 믿고 따랐던 것을 통해 알 수 있는 일이다. 가톨릭교회가 진료 행위를 포함한 병자들에 대한 전인적 봉사를 선교의 필수적인 한 부분으로 보고 있는 이유가 바로 여기에 있다.

가톨릭 의료 기관에서 환자를 진료하는 의사는 '하느님 사랑의 봉사적 도구'(의료인 헌장, 4항)이며, 따라서 의사들의 환자 진료 활동은 곧 '교회 사목 활동에 참여하는'(의료인 헌장, 5항) 일이다. 그러므로 가톨릭 의료 기관에서의 환자 진료 행위는 인간에 대한 사랑을 구체적 치유 행위를 통해 보여주신 예수님의 삶을 닮아 하느님 나라 복음 전파와 불가분의 관계를 맺고 있음을 증거하는 행위이다.

실 / 천 / 지 / 침

1. 의사는, 자신을 찾아오는 환자의 고통과 어려움에 대해 최대의 관심과 존중을 표시해야 한다. 밝은 인사와 친절한 언행은 의사들의 이러한 의지와 노력을 보여주는 가장 기본적인 일이다.

2. 의사는, 환자의 진료 방향을 결정하거나 진료를 시행하는 과정에서 환자의 궁금증과 의견을 충분히 들어줌으로써 환자가 의사로부터 성실한 대우를 받고 있다는 믿음을 갖게 해야 한다. 환자의 의견을 무시한 일방적인 진료 결정이나 고압적인 자세로 환자에게 명령하는 방식의 진료를 해서는 안 된다.

3. 의사는, 진료를 결정하고 이를 진행하는 데 있어서 부득이한 경우를 제외하고 환자나 환자 대리인으로부터 진료 과정 결정에 대한 동의를 받아야 한다. 즉 의사는 진료 방향이 결정되면 그 진료를 시작하기 전에 환자나 그 대리인에게 진료 내용과 그 진료 방법의 이로운 점, 위험한 점, 부작용, 그리고 예상되는 결과와 비용 등에 관한 충분한 정보를 제공해 주고 이를 바탕으로 '사전 동의'를 받아야 한다.

4. 의사는, 환자를 진료하는 과정에서 얻은 환자의 질병 상태나 사생활에 관한 비밀을 지켜 주어야 한다. 환자가 자신의 질병이나 사생활에 대한 비밀이 지켜질 것을 믿지 못한다면 의사-환자 관계는 심각한 위협을 받게 될 것이다.

5. 의사는, 진료비 지불 능력이 없는 가난한 환자를 진료하게 되는 경우 이들을 돕기 위한 노력을 기울여야 하며 필요한 경우 기관 내 사회복지 부서의 도움을 받도록 안내한다.

6. 의사는, 가톨릭 의료 기관에서의 환자 진료가 환자의 육체적 질병만을 치료하는 것이 아니라 그 환자의 심리적, 사회적, 영적 차원까지 도와주는 일임을 명심하고 이들에게 필요한 도움을 주도록 노력해야 한다. 특히 불치의 병으로 죽음을 목전에 둔 환자에게는 병원 원목실의 도움을 받아 이들이 큰 기쁨과 평화로 하느님의 뜻을 깨닫고 응답하도록 모든 차원의 영적인 봉사를 해야 한다.

7. 의사는, 기관 이념위원회 또는 윤리위원회에서 제공하는 이념 교육이나 윤리 지침 교육에 능동적으로 참여하여 의료 윤리 등에 관한 가톨릭교회의 가르침과 구체적 윤리 지침들을 숙지하고 이를 실천하도록 해야 한다.

제2장

동료 의사들과의 관계

어느 직업에서나 볼 수 있는 일이지만 의사에게 있어서 동료 의사는 서로에게 없어서는 안 되는 협조자인 동시에 경쟁자라고 할 수 있다.

병원이 대형화되고 의학 지식과 그 지식의 임상적 적용 과정이 복잡해지면서 개별 의사는 우선 그가 아무리 한 분야에서 전문가라고 해도 종종 비슷한 수준에 있는 다른 동료 의사의 도움이 필요하다. 또한 환자 진료 전 과정을 의사 혼자서 할 수가 없기 때문에 후배나 제자 전공의들의 도움을 받아야 하고, 따라서 항상 이들 동료들과 협조자적 관계를 유지해야 한다.

세계 모든 의사의 오랜 윤리 규범인 히포크라테스 선서에도

"나는 은사에게 존경과 감사를 드린다", 그리고 "나는 동업자를 형제처럼 여기겠노라"라는 말로 동료 의사들과의 관계를 중요하게 여기고 있으며, 세계의사협회가 제정한 제네바 윤리 선언에도 "동료는 나의 형제며, 자매다"라고 선언하고 있다. 한편, 1997년에 제정된 우리나라 의사협회 윤리 강령에도 "의사는 모든 동료 의료인을 서로 아끼고 존중한다"(의사협회 윤리 강령, 16조), "의사는 모든 보건 의료인이 수행하는 직무의 가치와 내용을 인정하고 이해하여야 하며, 상호 간에 민주적인 직무 관계를 이루도록 최선의 노력을 다한다"(강령, 17조)라고 규정하고 있다.

그러나 전문직으로서의 능력을 인정받아야 하는 의사들에게 있어서, 동료는 항상 선의의 경쟁자이기도 하다. 환자 진료 영역에서의 이러한 경쟁자적 관계는 특히 직장 내에서의 지위나 급료 수준을 진료 성과에 따라 결정하는 경향이 짙어지는 요즘의 병원 경영 체제 속에서 더욱더 심해지고 있는 것이 사실이다.

따라서 의사들 상호 간의 관계에는 항상 일정한 긴장과 잠재적 갈등이 내포되어 있다고 할 수 있으며 이러한 긴장과 갈등은 때때로 의사들의 비윤리적인 행위로 이어지기도 한다. 예컨대 동료 의사의 진료 내용이나 방법을 비방한다든지, 후배 의사들에게 비인격적인 언어나 신체적 폭력을 행사하는 일, 그리고 특히 남자 의사와 여자 의사 사이에서 있을 수 있는 성차별적 언행이나 성적 비행 등이 그 예다.

의사들 상호 간의 이러한 윤리적 협력 관계가 중요한 것은 이를 통해 환자 진료가 원만하게 이루어질 수 있다는 점이며, 반대로 동료 의사들 사이의 불화는 곧 환자 진료에 나쁜 영향을 미칠 수 있기 때문이다.

의사와 의사들 사이의 관계 윤리 문제 가운데 가장 흔한 것은 역시 한 의사가 다른 의사의 치료나 진단을 비난하는 경우다. 예를 들어 어떤 환자가 고혈압 약을 복용하고 있다고 할 때 "아직도 이런 약을 쓰는 의사가 있어요?"라고 말한다든지, 다른 의사가 X-선 촬영만으로 관절염이라는 진단을 내렸다는 말을 듣고 "요즘 새로 나온 좋은 진단법이 있는데 아직도 X-선 촬영만으로 진단하는 것은 엉터리예요"라고 말하는 경우 등이 그 좋은 예다.

또한 다른 의사의 진료에 의해서 약물에 의한 부작용이 발생하거나, 수술이나 처치 도중 원치 않는 결과가 발생한 경우에도 의사의 과실이 명확하지 않은 이상 함부로 속단하여 환자에게 잘못된 부분을 얘기하는 것도 옳지 않다. 이러한 일은 동료 의사들 사이의 원만한 관계 유지에도 문제가 되는 일이지만 무엇보다 이미 그런 진단과 치료를 받은 환자에게도 전혀 도움이 되는 일이 아니기 때문이다.

그러나 이것은 비윤리적이고 비과학적인 진료 행위를 함으로써 계속해서 환자에게 피해를 입히는 동료 의사까지 비호하라는 것은 아니다. 역시 대한의사협회 의사 윤리 강령에서는 "의사는 동료 보건 의료인들이 의학적·윤리적 오류를 범하는 경우 그것을 알리고 바로잡아야 한다"(강령, 20조)라고 규정하고 있다. 동료 의사를 보호한다고 해서 명백한 의료 과오까지 숨기는 경우 그것은 분명히 의사의 직업윤리를 위반하는 일이기 때문이다.

같은 병원 내에서 특별히 협조가 잘 이루어져야 하는 서로 다른 과 의사들 사이에도 때때로 환자를 보는 서로의 입장 차이 때문에 유사한 갈등 문제가 발생할 수 있다. 예컨대 마취과와 외과 계통 임상과들과의 관계, 그리고 서로 다른 임상과들 중 환자의 아픈 부위가 달라서 협진을 해야 하는 경우에 발생하는 갈등이다. 특히 각 과의 이해가 걸려 있는 경우에는 각 과 간에 매우 심한 충돌이 있을 수 있다. 어느 경우에서나 어떻게 하는 것이 환자에게 이로운 일인지를 잘 판단하는 일이 중요한 것임은 두말할 나위도 없다.

병원 내 동료 의사들 관계에서 흔히 볼 수 있는 비윤리적 행위의 두 번째 유형에는 직급이 높거나 나이가 많은 의사가 후배 격인 하급자 의사들의 인격을 무시하는 언행을 하는 경우가 있다. 이 경우 직급이 낮고 나이가 적은 의사들은 대개 상급자의 제자거나 후배들이어서 이들을 오랫동안 가르쳐 온 상급자 의사들의 입장에서는 어느 정도 이들을 함부로 대해도 된다고 생각하는 것이 관행처럼 되어 왔다고는 하지만, 그렇다고 후배 격인 의사들에게 함부로 말하거나 무리하게 개인적인 일을 시키고 심지어는 하급자 의사들에게 금품을 주도록 강요하는 일은 결코 있을 수 없는 비윤리적 행위이다.

자신이 직접 관여하지 않은 연구 논문에 상급자라는 이유만으로 저자 이름에 올리도록 한다든지, 개인적 비용 지출을 하급자나 해당 과(科)의 경비로 충당하게 하는 일도 엄연한 비윤리적 행위이다. 병원 내 상급자와 하급자 의사들 사이에서 볼 수 있는 이러한 문제는 연차가 다른 전공의들 사이에서도 있을 수 있는 유사한 문제이다.

병원 내에서 발생되는 의사 상호 간의 비윤리적 관계의 또 다른 유형은 남·여 의사 사이에서 볼 수 있는 비윤리적 언행 문제이다. 그동안 의료계의 관행으로 볼 때 여러 가지 형태로 여자 의사들이 차별대우를 받아 왔다. 여자 전공의들은 활동력이 떨어진다든지, 외과 수술 같은 힘든 일을 감당하지 못한다든지, 결혼을 하면 임신을 하기 때문에 다른 의사들에게 피해를 입힌다든지 하는 등의 이유로 채용 시부터 차별을 받아 온 것은 물론 급여나 진급에서도 불이익을 받아 온 것도 사실이다. 이것은 남녀가 평등하게 대우받아야 하는 기본권이 침해를 받는 일이며 윤리적으로도 정의의 원칙을 위배한 것이라 할 수 있다.

여자 의사를 비하하는 발언이나 성적인 모욕감을 주는 행위 또한 법적으로나 윤리적으로 용납될 수 없다. 예전에 우리 사회에서 어느 정도 관대하게 여겨졌던 여성에 대한 성적 희롱이나 학대는 이제 더 이상 용인되지 않는다.

가톨릭 의료 기관에서 동료 의사들 간의 윤리적 인간관계는 매우 중요하다. 그것은 가톨릭 의료 기관 내 의사들의 원만한 인간관계가 환자 진료라는 공동의 목표를 위해 일하는 사람들이 갖추어야 하는 '겸손'과 '사랑', 그리고 '평화'와 '진리에 대한 헌신'이기 때문이다.

가톨릭교회는 사랑은 서로 신뢰할 수 있는 능력이며 이것은 하느님이 인간에게 주신 본성의 핵심이라고 가르친다. 따라서 환자들의 건강을 위해 함께 일하는 의사들 사이에 서로 신뢰하고 협력하는 것은 겸손과 사랑의 실천이며, 이웃과 진정으로 화해하는 평화의 향유라고 할 수 있다. 공동체 안에서 자기만을 생각하는 이기적인 생각이나 남을 공격하는 성향을 극복하는 일은 끊임없이 자기 자신과 투쟁하고 이를 통해 자신을 낮추는 겸손과 사랑의 마음이 없이는 어려운 일이다.

그럼에도 불구하고 의사들에 대한 이런 높은 인격적 요구는 의사라는 직업이 생명을 위해 봉사하는 매우 고귀한 직업이기 때문이다. 또한 요한 바오로 2세가 강조하는 것처럼 "의료인이라는 직업은 의료인들에게 인간 생명의 수호자와 봉사자가 될 것을 요구"하기 때문이다(생명의 복음, 89항).

이러한 의미에서, 가톨릭 의료 기관에서 일하는 의사들은 환자들을 보살피는 일을 통해 하느님의 사랑을 환자들에게 보여주도록 '함께' 부름받은 사람들이며, 따라서 교회 의료 기관에서 함께 환자 진료에 임하는 의사들 상호 간의 신뢰와 존경, 그리고 협력하는 자세는 또 다른 형태의 신앙적인 삶의 모습이라고 할 수 있다.

실 / 천 / 지 / 침

1. 의사는, 스승이나 선배 의사를 존경하고 이들로부터 환자 진료에 필요한 능력을 배우려고 노력해야 한다. 이 같은 자세는 자신들도 멀지 않아 다른 의사들의 스승이 되고 선배가 된다는 사실을 감안할 때 반드시 지켜야 하는 덕목이라고 할 수 있다. 한편, 선배 의사들 또한 후배나 제자 의사들을 인격적으로 대하고 이들에게 항상 모범을 보이는 역할 모델(role model)이 되도록 노력해야 한다.

2. 의사는, 어떤 상황에서도 동료나 후배 의사들에게 폭력적인 언행을 가해서는 안 된다. 그것은, 폭력적인 말과 행동이 사랑과 평화의 반대되는 개념이며 이러한 언행은 사람 사이의 신뢰를 근본적으로 해치는 비윤리적 행위이기 때문이다.

3. 의사는, 함께 일하는 다른 남성 또는 여성 의사가 아무리 가까운 사이라 해도 이들에게 성적 수치심을 주는 말이나 행동을 해서는 안 된다. 이를 위해 모든 의사는 남·여 성차별과 성추행 예방에 관한 교육을 받아야 한다.

4. 의사는, 병원 내 직급의 상하 관계나 우월적 지위를 이용해서 직무와 무관한 개인적인 일을 해서는 안 된다. 본인이 직접 해야 할 연구나 병원 내 여러 가지 행정적인 일들을 후배나 전공의에게 시키는 것도 비윤리적인 일이다.

5. 의사는, 어떤 이유로도 후배나 전공의 또는 제약 회사 등과 부당하게 금전적 거래를 해서는 안 된다. 이 같은 일은 의사 개인의 이익을 위해서뿐 아니라 의국 운영을 위한다는 명목으로 한다 해도 옳은 일이 아니다.

6. 의사는, 환자 진료에 반드시 협조가 필요한 다른 과 의사들과의 협력이 잘 이루어지도록 서로 배려하는 자세를 가져야 한다. 서로 다른 각 과 의사들은 자신의 전문성을 살리면서 각 과 간의 의사소통을 원활히 함으로써 환자에게 최선을 다할 수 있도록 하여야 한다. 병원은 이러한 각과 간의 의사소통이 원활히 이루어질 수 있도록 필요한 체계를 잘 갖추도록 해야 할 것이다.

7. 의사는, 다른 과의 의사로부터 환자에 대한 의견을 듣기 위해 의뢰서를 보낼 때나 다른 과 의사로부터 의뢰를 받았을 때, 서면으로도 정중한 자세를 취해야 하며 의견 요청이나 자신의 의견을 보낼 때는 도움 내용이나 자신의 소견을 성의 있고 정확히 기술해야 한다. 이 경우, 환자의 개인적인 비밀 등이 누설되지 않도록 해야 하며 필요한 경우 환자의 동의하에 정보를 제공할 수 있다.

제3장

의료 기관 종사자들 간의 협력과 유대

의료 기관은 의사와 간호사를 비롯하여 약사, 각종 의료기사, 의무 기록사, 사회사업가 및 행정관리를 위한 업무 담당자 등 다른 어떤 종류의 기관보다 다양한 직종의 사람들이 모여 일하는 곳이다. 이들 각 직역의 종사자들이 합당한 전문지식과 기술을 발휘하고, 인화와 화합으로 바람직한 협력 관계를 형성하는 것은 환자의 진료에 매우 긍정적인 영향을 미치게 되고 구성원들의 업무 성과와 직무 만족에도 중요한 역할을 하게 된다. 그러나 의료 기관은 이렇듯 다양한 직종의 사람들이 모여 함께 일을 하기 때문에 그만큼 직역 간, 동료 간 갈등과 분화도 많이 발생될 수 있는 곳이기도 하다. 특히 이들 의료 기관 종사자들은 나름대로 각기 다른 전문 분야 자격증을 가진 사람들로서 상하 관계로보다는 환자 진료라는 같은 목적을 가지고 상호 협조 관계로 만난 사이로 보아야 하기 때문에 협력과 유대가 다른 어떤 기관에서보다 절실히 요구된다고 할 수 있다.

의료 기관 종사자들 사이의 갈등과 불화의 원인으로는 일부 직역의 권위 의식과 우월 의식, 그리고 직역 간 업무 범위와 한계에 대한 상호 이해 부족이 가장 흔하며 그 외 대화 부족이나 의사소통 기술의 미숙, 그리고 동료 의식의 결여와 원만한 대인 관계를 위한 노력 부족 및 부정적 노사 관계와 개인주의 등 매우 다양하다.

이러한 구성원들 간의 갈등은 함께 일하는 직장 분위기를 해칠 뿐 아니라 무엇보다 환자 진료에 많은 지장을 초래하게 되기 때문에 원만한 협력과 유대를 위한 개인과 기관 차원의 노력이 매우 필요하다. 따라서 의료 기관 종사자는 직역 간 협조가 기본적으로 환자 진료에 필요하다는 인식을 바탕으로 서로의 전문성을 인정하고 존중해야 한다. 특히 간호사와 의사 간 협력 관계는 환자 진료에 절대적으로 중요하기 때문에 두 직역 간 원활한 의사소통과 협조를 위한 노력이 절실하게 필요하다.

일찍부터 의료 사업을 통한 선교 활동을 중요시해 온 가톨릭 교회는 의료 기관이 갖고 있는 이러한 인적 구성상 특징을 분명히 인식하고 기관 내 종사자들 간의 협력과 유대를 강조해 왔다. 가톨릭 의료 기관의 모든 종사자들은 무엇보다 인간 생명의 수호자와 봉사자가 될 것을 특별한 임무로 요구받고 있다.

이를 위해서는 각 직역 간의 긴밀한 협력과 유대 형성과 함께, 부자든 가난하든 성격이 좋은 사람이든 그렇지 않든 모든 환자에게 온전히 헌신해야 한다고 교회는 가르치고 있다(생명윤리, 5장). 특별히 의사와 간호사들 간의 진정한 팀 정신과 긴밀한 협력 관계는 환자들을 구제하고 이들을 제대로 돌보는 일에 있어서 필수적인 일이다(「중환자와 임종자에 관한 윤리 문제」, 7.4.1.).

특히 의사는 봉사의 정신으로 의료 환경의 인간화, 즉 인간 존엄의 선언과 인간의 육체와 정신 그리고 문화에 대한 존중으로 환자와 협력자들과의 바람직한 관계를 형성해야 하며, 간호사는 환자의 비밀 유지, 환자에 대한 존중은 물론 정직성, 침착하고 예리함, 책임감, 친절하고 성실함으로 직무를 수행해야 할 뿐만 아니라, 협력자들과 신뢰를 형성하도록 노력해야 한다. 또한 약사는 의사와 협력하여 생명을 돌봄으로써 인간이 받은 가장 소중한 은총 가운데 하나인 건강을 유지하는 데 도움을 주는 위치에 있으므로, 지식과 분별력에 의해 직무를 수행해야 한다(생명윤리, 5장).

가톨릭 의료 기관 종사자들이 갖춰야 하는 가장 중요한 덕목은 역시 환자에게 동등한 치료와 돌봄을 제공하고 환자의 자율성을 존중하며, 신의를 지키고 환자의 사전 동의를 지지하고 옹호해야 하는 등 환자와의 치유적 관계 형성에 노력하는 일이며 나아가 기관 내 직역 간의 바람직한 관계를 형성하는 일이다. 각 직역의 전문적 역할을 존중하고 협동자의 인격을 존중하는 병원 문화를 형성하는 일도 매우 중요하다.

이를 위해 의료 기관 종사자들은 의사소통에 관한 교육과 훈련을 받을 필요가 있다. 의학 교육과 간호 교육 모두에서 의사소통의 훈련이 필요하고, 다양한 직역이 모여 이루어진 병원에서 갈등을 원활히 해결하기 위해서는 병원 차원의 의사소통 훈련 계획과 실천이 필요하다.

실 / 천 / 지 / 침

1. 가톨릭 의료 기관 종사자들은, 각 직역 간 상호 존중의 정신으로 복음적 인간관계 형성을 위한 바람직한 의사소통에 주의를 기울여야 한다. 또한 다른 직역 의료인의 고유한 역할과 직무 가치를 이해하고 존중하며, 직무상 협력적인 관계를 유지하도록 해야 한다.

2. 가톨릭 의료 기관 종사자들은, 기관의 종교적 사명을 존중하고 지지하며, 인간 존엄에 대한 존중과 공동선을 위한 의료 기관의 노력을 증진시키는 데 함께 공헌해야 한다.

3. 가톨릭 의료 기관 종사자들은, 직역 간 협력과 유대가 환자에게 최선의 진료를 베푸는 데 있어서 가장 중요하다는 사실을 명심하고 어떤 상황에서도 환자에게 최선의 돌봄을 제공하기 위해 함께 노력해야 한다.

4. 가톨릭 의료 기관 종사자들은, 환자 진료 업무와 관련하여 다른 직역의 동료에게 일정한 업무를 위임할 때 위임받는 사람의 자격과 업무 능력의 범위 내에서 위임하여야 하며, 위임하는 행위의 범위와 책임 소재 등을 명확히 해야 한다.

5. 가톨릭 의료 기관은, 직역 간 협력과 유대를 위한 교육과 대화를 위한 장치를 마련하며, 기관 종사자들은 이러한 교육이나 훈련에 능동적으로 참여해야 한다.

제4장

자연 출산 조절

가정은 남편과 아내, 그리고 부모와 자식들로 구성된 인간 기초 공동체이다. 이러한 인간들의 공동체를 유지시켜 주는 기본적인 원동력은 사랑이다. 사랑이 없다면, 가정은 결코 인간들의 공동체로 성장될 수 없다(가정 공동체, 18항). 특히 부부간의 일치는 부부 상호 간에 서로를 이해해 주고 인내로써 기다려 주며 실망에 빠졌을 때 용기를 북돋아 줌으로써 이룩될 수 있으며 이 모든 것을 가능하게 해주는 것이 사랑이다.

가정이 가지는 또 다른 사명은 생명의 전달이다. 하느님께서는 인간을 성적 존재로 창조하시고 그들을 축복하시며 "자식을 낳고 번성하여 온 땅에 퍼져서 땅을 정복하여라"(창세 1, 28)라고

명하셨다. 가정의 기본 임무는 생명에 봉사하는 것, 즉 자녀 출산을 통해 하느님의 모상을 현재 세대에서 다음 세대로 전달하는 것이다. 자녀 출산은 부부 사랑의 결실이고 징표이며 부부 상호 간의 자기 봉헌이며 산 증거이다(가정 공동체, 28항). 하지만 이러한 부부 사랑은 단순히 자녀 출산에만 한정되는 것은 아니며 자녀를 양육하고 교육하여 자녀로 하여금 사회가 필요로 하는 공동선에 이바지할 수 있는 올바른 사람이 될 수 있도록 성장시키는 것을 포함한다.

혼인의 본질은 부부 사랑과 자녀 출산이다. 그리스도인은 배우자에게 자신을 온전히 내어 주는 부부 사랑과 부부 상호 간의 친밀감을 나누는 행위를 통하여 성화된다.

성은 선(善)이며 하느님으로부터 주어진 선물이다. 선물로서 주어진 성(性)은 혼인 안에서 부부간의 사랑과 일치 그리고 자녀 출산의 선성에 대하여 열려 있을 때 비로소 그 목적을 성취할 수 있다. 특히 자녀 출산은 혼인의 중요한 목적 중의 하나이며, 동시에 부부 사랑의 열매이다. 자녀는 부부의 상호 사랑에 덧붙여지는 어떤 것이 아니라 오히려 부부간에 서로를 내어 주는 행위의 열매이자 완성으로서 부부의 결합 그 자체에서 나오는 것이다(가톨릭교회 교리서, 2366항). 이러한 의미에서 혼인은 그 자체로 생명의 출산이라는 목적을 내포하고 있으며, 부부는 자녀 출산을 통해 하느님 사랑의 협력자가 된다. 인간 생명을 다음 세대에 전달하고 양육하는 의무는 부부에게 주어진 고유한 사명이기 때문이다(사목헌장, 50항). 따라서 부부 행위는 '부부간의 일치와 출산'이라는 두 가지 본질적인 면을 보전함으로써 부부 상호 간의 진정한 사랑을 돈독하게 되고 부모가 되는 인간의 지고한 소명을 다하게 된다(인간 생명, 12항).

교회는 일부 현대 인본주의가 보이고 있는 쾌락적이고 주관적인 견해에 대한 응답으로서 결혼 안에서 성의 올바른 선성을 추구할 것을 요구한다. 물론 교회는 성의 목적을 단순히 자녀 출산만을 위한 것이라고 주장하지는 않는다. 문제는 부부간의 성이 오직 쾌락만을 추구한다면 이는 성의 선성을 충분히 성취하지 못하는 것이 될 뿐만 아니라 가정 파괴의 원인이 될 수도 있다는 점이다. 인간의 본성이 요구하는 쾌락은 어느 경우에도 완전하게 성취될 수는 없기 때문이다. 성의 선성이 올바로 성취되기 위해 요구되는 것은 인격적인 자유를 바탕으로 하는 '책임 있는 출산', 곧 책임 있는 부모의 사명을 다하는 것이다(인간 생명, 10항). 제2차 바티칸 공의회는 다음과 같이 말한다. "부부의 사랑과 생명 전달의 책임을 조화시키는 행동 방식의 도덕성은 순수한 의향이나 동기 평가에만 달린 것이 아니다. 그 도덕성은 인간의 본성과 그 행위의 본질에서 이끌어 낸 객관적 기준, 곧 참사랑이라는 맥락 안에서 상호 증여와 인간 출산의 온전한 의미를 보존하는 기준으로 결정되어야 한다"(사목헌장, 51항).

교회는 가정 안에서의 이러한 노력을 도와주는 수단이 자연 출산 조절(natural fertility control)이라고 가르친다. 자연 출산 조절이 원리적으로 가정의 성화를 지켜 주며 부부 사랑을 증진시켜 주기 때문에 자연 출산 조절은 성의 고유한 선성(善性)을 유지하면서 인격적 자유를 바탕으로 책임 있는 부부의 사랑을 실현하는 것이다. 간단히 말하면, 자연 출산 조절은 자연 안에 주어진 여성의 주기를 받아들이는 것이다. 이는 부부 상호 간의 대화와 상호 존중의 정신을 받아들이는 것이며 책임의 나눔과 여성의 배란 주기에 따른 성관계에서의 절제를 받아들임으로써 부부간의 인격적 자유와 사랑을 실현하는 것이다. 이렇게 함으로써 부부는 부부의 일치가 육체적 차원에서 쾌락만을 추구하고 상대방을 쾌락의 대상으로만 바라보는 한계성을 극복할 뿐만 아니라 영성적 차원에서 서로의 욕구와 절제를 배려하고 존중하는 차원으로 발전시킴으로써 성이 참되고 성숙한 인간의 차원에서 존중될 수 있도록 한다(가정 공동체, 32항).

가톨릭교회가 가르치듯이, 부부의 육체적 이유이건, 심리적 혹은 외적인 환경의 이유이건 간에 자녀를 낳지 말아야 하는 타당한 이유가 있을 때 자연 출산 조절을 통해 일정 기간 부부가 성생활을 중단하는 것은 하느님 앞에서 부부가 지니는 생명 전달의 의무를 어기는 것이 아니다. 왜냐하면 이는 부부 행위 그 자체를 손상시키는 것이 아니며 생명의 자연적인 과정이나 결과를 미리 방해하는 것도 아니기 때문이다. 부부가 수태하지 못하는 기간 동안 부부 행위를 하는 것이나 혹은 가임기 동안 부부가 성적으로 만나지 않는 것은 모두 죄가 되는 것은 아니며, 이와 같이 하는 것은 자연을 어기는 것이기보다는 오히려 자연의 과정을 지키는 것이다. 부부간의 성관계는 생물학적으로 한 생명의 잉태 가능성을 늘 내포하고 있다.

특히 자연 출산 조절은 아이를 낳지 않기 위한 방법으로보다는 오히려 아이를 잘 낳아 더 잘 기르기 위한 방법으로 선택될 수 있으며, 이러한 목적을 성취하기 위해 자연의 과정을 따라 임신을 미루거나 혹은 임신을 원하는 것이다. 최근 한국 사회는 아이를 가지지 못하여 고통받는 불임 가정이 점차 늘고 있는 실정이다. 자연 출산법은 이러한 가정에 점액 관찰법과 증상 체온법을 통하여 적절한 시기에 임신을 할 수 있도록 도와줄 수 있다.

자연 출산 조절의 사용에 있어서 그에 대한 올바른 지식 습득이 요구된다. 종종 자연 출산 조절에 대한 피상적인 지식을 바탕으로 부정적인 시각을 보이는 경우가 있기 때문이다. 점액 관찰법(Ovulation method)을 연구하여 세상에 널리 보급한 호주의 빌링스 박사는 점액 관찰법을 제대로 배우기만 하다면 거의 정확하게 가임기를 예측할 수 있다고 주장한다. 중요한 것은 교육을 통한 자연 출산 조절에 대한 올바른 이해이다.

점액 관찰법(배란법)은 빌링스 박사에 의해 소개된 것으로서, 배란 3-4일 전부터 배란 후 1-2일까지 여성의 자궁 경부에서는 점액이 분비되는데 이때 분비되는 점액을 관찰함으로써 가임 시기를 예측하거나 불임 시기를 확인하는 방법이다. 점액은 처음에 양이 적고 혼탁하며 끈적거리는 양상을 보이다가 배란일에 가까워질수록 맑고 투명하며 점성이 높아지면서 길게 늘어나는데 이를 가임 점액이라고 한다. 이 가임 점액의 맨 마지막 날을 최고 가임기라 하며, 최고 가임기는 다음날 끈적거리고 혼탁해지는 비가임 점액을 관찰함으로써 비로소 알 수 있게 된다.

하지만 이러한 자연 출산 조절 방법들은 개인의 생리 조건에 따라 다소 불규칙한 유형을 보일 수 있기 때문에 단독으로 사용하기보다는 기초 체온 측정, 점액 관찰과 더불어 배란 시기에 여성에게서 나타나는 증상들, 즉 복부에 통증을 느끼거나 유방에 압통을 느끼는 등의 증상과 함께 관찰함으로써 정확한 배란 시기를 예측할 수 있게 한다.

자연 출산 조절이 잘 적용되기 위해서는 자연 출산에 대한 올바른 이해와 전문인의 도움이 절대적으로 필요하다. 여성의 생리는 주기를 가지고 있기 때문에 임신이 가능한 시기와 불가능한 시기를 예측할 수 있다. 하지만 여성의 뇌에서는 여성이 심한 스트레스 혹은 다른 외부 영향을 받고 있을 때 여성 호르몬 방출을 지연시킴으로써 배란 주기를 불규칙하게 만들거나 정지시킬 수 있다. 이렇게 여성의 배란기가 불규칙하게 되는 경우에는 전문가의 도움이 필요하다.

교회는 1970년대 초 이후 의료 기관이나 각 교구의 가정사목부 산하에 자연 출산 조절 방법을 보급하고 직접적으로 도와주기 위한 '행복한 가정 운동' 상담실을 설치해서 운영해 오고 있다. 그러나 아직도 신자들은 물론 이들을 도와줄 의료인들조차 이러한 교회 내 활동에 대하여 모르고 있는 경우가 많다. 자연 출산 조절이 성공적으로 이루어지기 위해서는 이러한 교육 및 상담 활동이 좀 더 활성화되어야 할 것이다.

실 / 천 / 지 / 침

1. 가톨릭 의료 기관은, 소속 의료인들에게 성윤리 교육을 정기적으로 실시하여 성에 대한 올바른 가치관을 확립하도록 해야 한다. 특히 교회 의료 기관에서는 소속 의료인들에게 성에 관한 교회의 가르침을 교육할 의무가 있다.

2. 가톨릭 의료 기관에 근무하는 의사는, 교회가 권장하는 자연 출산 조절 방법의 원리와 실천 방법을 숙지하고 이를 피임이나 임신을 원하는 부부들에게 교육할 수 있어야 한다. 특히 이 방법은 피임보다 불임 문제를 해결하기 원하는 부부들에게 매우 효과적인 방법임을 알고 불임 부부에 대하여 점액 관찰법, 증상 체온법 등 잘 개발된 자연 출산 조절에 대한 교육을 실시하는 데 적극 기여해야 한다.

3. 가톨릭 의료 기관은, 부부가 육체적, 심리적 혹은 외적인 환경의 이유에 의해 아이를 양육하기에 부적절한 상황이거나 혹은 매우 심각한 유전적 장애를 갖는 경우에는 임신을 피하기 위한 적절한 지식과 기술을 제공할 수 있어야 한다. 물론, 이 경우 교회는 의사들이 자연 출산 조절 방법을 교육하고 기술적으로 도와줌으로써 부부가 '책임 있는 출산'을 할 수 있도록 지원하기를 권한다.

4. 가톨릭 의료 기관에 근무하는 의사는, 피임 방법에 대해서 알기를 원하는 부부들에게 자연 출산 조절 이외의 피임 방법을

제공하거나 권장해서는 안 된다. 즉 가톨릭 의료 기관은 산아 제한의 수단으로 인공 피임법이나 영구 피임 시술을 허용하거나 지지할 수 없다. 단, 인공 피임 방법들의 원리나 부작용에 대한 상담은 해줄 수 있으며, 남녀 생식기관의 특정 질병 치료 결과가 영구 불임을 초래할 위험이 있더라도 치료는 허용된다.

5. 가톨릭 의료 기관은, 건전한 자연 출산 조절 방법의 지도와 상담을 위하여 별도의 상담실을 설치 운영하도록 하여야 한다. 또한 본당 등 지역 상담소에서 봉사할 자연 출산 조절 전문가 양성을 위한 교육을 담당한다. 아울러 양성된 자연 출신 조절 전문가들에 대한 정기적인 재교육을 실시하여 전문가들이 현장에서 체험하는 예기치 못한 상황에 대하여 조언하고 서로 나눔으로써 서로 간에 정보를 공유하도록 도와준다.

제5장

체외수정

체외수정이란 문자 그대로 부부가 자연적인 성교로 임신이 되지 않을 때 몸 밖에서 인위적으로 수정시켜 출산을 가능하게 하는 불임 시술 방법이다. 옛날부터 가축의 우량 품종을 얻기 위한 방법으로 사용된 인공수정의 방법이 18세기경에는 인간에게 체내수정 형태의 방법으로 적용, 발전되어 오다가 1978년, 영국에서 체외수정의 방법으로 인류 최초의 시험관 아기가 태어나게 되었다. 그 후 오늘날까지 체외수정으로 이 세상에 태어난 아기는 200만 명에 이르고, 우리나라에서도 매년 2,000명 이상의 시험관 아기가 태어난다고 한다.

오늘날 체외수정의 방법으로 아기를 갖고자 하는 이유는 크게 심리적 이유와 의학적 이유를 들 수 있다. 심리적 이유란 결혼이나 부부 생활은 원하지 않으면서 아이만을 갖기 원하는 여성들이 선택하는 기증자에 의한 체외수정 방법이다. 사회가 극도로 이기주의화되어 가면서 가정의 참된 의미는 상실되어 가고, 남녀가 결혼하여 함께 산다는 것이 오히려 거추장스럽고, 그렇지만 여성으로서 아기를 갖고 싶은 이기적 욕심이 구체화되어 체외수정의 방법으로 출산을 시도한다는 것이다.

의학적 이유는 부부 중 한 사람이 불임의 원인을 가지고 있는 경우이다. 남성 측의 원인으로는 무정자증, 정자 감소증, 정액 과소증, 정자 무력증, 정자 수송로가 막혀 있는 경우, 그리고 성기능 이상 등을 열거할 수 있겠고, 여성 측은 무배란, 희발배란, 이상 난자 배란, 과잉 비만증, 질 협착, 자궁 내막 유착, 기형 자궁 등의 원인을 들 수 있겠다.

체외수정은 부부 중 한 사람이 절대적 불임인 경우 생식세포를 제삼자로부터 기증받는 형태로 이루어지는 비배우자 간 체외수정과 부부의 생식세포에는 이상이 없으나 자연적인 수정이 어려운 경우에 이루어지는 배우자 간 체외수정으로 구분할 수 있는데, 그 시술 방법은 동일하다. 남성의 정액은 자위행위 등과 같은 질외 사정의 방법으로 얻어지며, 여성의 난자 또한 인위적인 채취 방법에 의해 얻어진다. 비배우자 간의 체외수정의 경우에는 기증자로부터 혹은 매매의 형태로 구해진 생식세포가 사용되기도 한다.

체외수정의 시술 과정은 다음과 같다. 우선 체외수정을 위하여 여성의 몸에서 난자를 채취하게 되는데, 일반적으로 수정의 성공률을 높이는 데 필요한 다수의 난자 채취를 위해 과배란을 유도하는 등의 인위적인 방법이 사용된다. 이렇게 인위적으로 추출된 난자와 정자는 시험관 안에서 의사의 손에 의해 수정란으로 만들어지고, 결국 수정란 세포의 배양과 세포의 발달은 어머니의 자궁 밖에서 일어나게 된다. 이렇게 발달된 수정란은 의료적인 기술에 의해 어머니의 자궁으로 옮겨진다. 이 과정에서 착상의 성공률을 높이기 위해 여러 개의 수정란을 시험관 안에서 배양하여 복수·다수 이식을 시도하게 되고, 다태 임신이 되었을 경우 선택적 흡출에 의한 감수 유산이 불가피하다.

이러한 과정에서 드러나는 인위적 조작의 문제는 실로 심각하다. 체외수정이 아기를 원하는 부부에게 큰 기쁨을 가져다주기도 하지만 그 기쁨의 이면에는 인간학적·심리적 문제를 비롯하여 윤리적 문제까지도 함께 자리 잡고 있다. 이에 대해 교황청 신앙교리성은 다음과 같이 우려를 표한다. “그동안 개발된 여러 가지 인공적 기술 조작들 가운데는 단지 인간의 출산 과정을 돕는 정도의 것도 있으나 어떤 것은 이미 출산 과정을 임의로 유도해서 조작하는 단계로까지 발전해 온 것도 있다. 이러한 기술들은 어떻게 보면 이제 인간이 그 자신의 운명을 결정할 수 있도록 해준 셈이 되었지만, 그러나 이것은 동시에 인간이 범할 수 없는 자연의 섭리를 거스르도록 유혹하는 상태에 이르게까지 한 셈이 되었다. 말하자면 이러한 기술들은 사람을 도울 수도 있지만 또한 스스로 해칠 수도 있는 심각한 위험을 내포하고 있는 것이다. 그래서 오늘날 많은 사람들은 이들 인간 출산 과정에 쓰이는 기술들로부터 인간의 참된 가치와 권리가 어떻게 보호될 수 있는지에 대해 깊은 우려를 표명하고 있는 것이다"(생명의 선물, 서론 1항).

체외수정에서의 기술적 조작에 대한 윤리성 문제는 보다 근본적으로는 출산의 의의와 부부 일치의 의미라는 관점에서 접근할 필요가 있다. 요한 바오로 2세 교황이 말한 것처럼 "출산력은 부부애의 결실이고 징표이며, 아울러 부부 상호 간의 완전한 자기 봉헌의 산 증거"(가정 공동체, 28항)이기 때문에 자녀 출산을 통해 구현되는 부부 상호 간의 고유한 내적 역동성과 인격적 관계의 역동성을 체외수정의 과정에서 전혀 찾아볼 수 없다는 점에 주목할 필요가 있다. 곧 부부는 서로 간의 온전한 자기 증여를 통해 상호 간의 내적 친밀감을 지니게 되며, 이러한 내적 친밀감의 결과가 '자녀'로 주어지는 것이다. 이러한 의미에서 자녀란 부부에게 있어서 부부 상호 간의 전적인 자기 증여, 전적인 헌신 그리고 내적 친밀감의 결과로서 주어지는 하나의 선물이며, 독립된 생명이다. 이렇게 자녀는 부모의 사랑으로부터 이 세상에 태어날 당연한 권리를 지니는 온전한 인격적 주체인 것이다.

그러나 체외수정에서의 출산 과정과 결과를 볼 때 이러한 의미는 전혀 찾아볼 수 없다. 그 출산의 과정에서 주체는 부부가 아니라 시술자가 되고 만다. 그리고 생식세포의 추출과 수정란의 생산 과정은 부부에게 전혀 인격적 품위를 제공해 줄 수 없다는 것과 일정한 결과에 도달하기 위해 거쳐야 하는 과정이 영락없이 물건 생산을 위한 과정에 지나지 않는다는 것은 자녀 출산에서의 드러나야 하는 부부의 의미는 전혀 찾아볼 수 없게 된다. 부부가 자녀의 출산 과정을 통해 수행하는 하느님 생명을 자녀에게 전달하는 협력자로서의 역할에서 완전히 배제된다는 것이다. 그러므로 체외수정을 통한 자녀 출산은 부부가 서로에게 서로를 내어 주면서 지향하는 인간적 출산과는 현격한 차이가 있음을 부인할 수 없다는 것이다.

오늘날 체외수정의 기술이 상당히 발전하였다고는 하지만 체외수정의 과정을 통해 만들어진 수정란이 자궁에 착상되기까지의 성공률은 20% 내외에 불과하다는 것도 윤리적으로 매우 심각한 문제를 야기한다. 수정란에서부터 인간 생명이 시작된다고 가르치는 가톨릭교회는 이 수정란에 가해지는 살인적 폭력의 심각성에 대해 이렇게 언급한다. "모든 배아는 수정되는 순간부터 고귀한 존엄을 지닌 인간으로 여겨지고 대우받아야 하므로, 인간의 기본권, 특히 생명권은 태어나지 않은 아이에게도 인정되어야 하며, 이 권리는 어떠한 경우에도 침해되어서는 안 된다. 따라서 모든 혼란과 애매함을 떨쳐 버리고 (체외수정의 과정에서 자행되는) 배아 감수는 선택적 낙태임이 단언되어야 한다. '배아 감수'는 실제로 무고한 인간 생명을 고의적이고 직접적으로 제거하는 일이다. 목적으로 추구되든 수단으로 이용되든, '배아 감수'는 언제나 심각한 윤리적 무질서이다"(배아 감수에 관한 선언).

체외수정의 기술이 발달하여 단 한 개의 수정란으로써도 착상이 보다 쉽게 가능하게 되었다 하더라도 체외수정의 성공률을 높이기 위한 방법으로 여전히 다태 임신의 시도와 그에 따른 선택적 낙태가 거의 필연적으로 이루어지고 있는 현실에서 그 윤리적 심각성을 우려하지 않을 수 없다.

가계의 고유한 혈통을 이어 가고 또 자녀를 갖고자 하는 열망이 진실되고 간절하다고 하더라도 인간 출산의 진리와 새로운 인간 존재의 존엄성을 반하는 기술에 의지하는 행위는 윤리적 무질서를 양산할 수밖에 없다. 자녀를 갖고자 하는 열망이 아이를 가질 권리를 부여하는 것은 아니다. 아이는 주체로서의 존엄성을 지닌 어엿한 한 사람의 인격체이기 때문이다. 「가톨릭교회 교리서」는 이에 대한 명확한 가르침을 제공하고 있다. "자녀는 당연히 받는 것이 아니라 선물이다. 혼인의 가장 뛰어난 선물은 인간이다. 자녀는 소유물일 수 없다. 이른바 '자녀를 가질 권리'를 마땅한 것으로 인정한다면, 자녀를 소유물로 보게 되는 것이다. 이 문제에 대해서는 자녀만이 참된 권리를 갖는다. 곧 자녀는 '부모의 특별한 부부 사랑 행위의 결실이 되는 권리와 또한 수정에서부터 한 인간으로 존중받을 권리를 가지고 있다'"(가톨릭교회 교리서, 2378항).

실 / 천 / 지 / 침

1. 가톨릭교회는, 자연의 섭리를 거스르는 체외수정을 통한 인공적 출산 기술은 비윤리적 문제들을 담고 있기 때문에 용인될 수 없다고 가르친다.

2. 불임 부부를 진료하는 의사는, 불임 부부들의 처지와 형편을 헤아려 그들의 아픔에 함께해야 한다. 불임 부부가 체외수정을 통한 인공적 출산을 원하는 경우 의사는 의학적으로 임신 가능성을 높여 줄 수 있는 자연 출산 조절법 등 기본적 치료를 대안으로 제의해야 한다.

3. 부부 행위의 성관계가 출산의 목적에 이를 수 없을 때에는, 부부 행위의 일치의 의의와 출산의 의의를 분리하지 않고 또한 부부 행위 자체를 대신하지 않는 방법을 사용하여 임신을 도울 수 있다.

4. 의사는, 인공적 출산을 원하는 불임 부부들로 하여금 인간의 도구화, 생명의 파괴, 뿐만 아니라 자녀를 부모의 소유물로 전락시킬 수 있는 위험 등이 도사리고 있는 비윤리적 체외수정을 통해 아기를 갖기보다 입양의 가능성에 대해 생각해 보도록 권고한다. 기관 차원에서도 입양 가능성을 찾는 데 적극적 도움을 주어야 한다.

5. 이미 불임수술을 한 부부가 아기를 갖기를 원할 경우 정관 혹은 난관의 복원 수술을 하도록 돕는다.

제6장

태아 진단 및 성별 진단

태아 진단이란 출생 전 태아의 건강 상태 등을 진단하는 것으로서, 이를 통해 태아의 기형 여부, 염색체 이상 여부, 건강 상태, 성별 등을 알아낼 수 있다. 태아 진단 방법으로는 일반적으로 초음파 검사, 양수 검사, 임신부의 혈액 검사 등이 활용된다. 한편 최근에는 체외수정 과정에서 착상 전에 배아를 진단하여, 원하는 배아만을 선별하여 착상시키는 데도 이용이 되고 있다.

이러한 태아 진단이 생명윤리 논의의 대상이 되는 것은 이것이 종종 태아의 생명을 보전하고 건강을 증진하는 목적에 사용되지 않고 우생학적 낙태 또는 성 선택(sex selection)을 위한 낙태 등으로 이어지고 있기 때문이다. 이 같은 사실은 태어나는 아이들의 성비(sex ratio)를 보면 알 수가 있다. 즉 원래 자연 상태에서 우리나라의 남·여 출생 성비는 106 정도가 된다고 한다. 이것은 출생 시 여자아이 100명에 남자 아이가 106명 정도라는 말이다. 그러나 태아 진단에 의한 성별 진단이 가능해지면서 우리나라의 출생 성비는 110을 넘고 있고 지역에 따라서는 130 수준까지도 되고 있는데, 대체로 남아 선호 사상에서 오는 여자 태아의 선별적 낙태 때문이다.

우리나라의 「생명윤리 및 안전에 관한 법률」(2005)에 의하면 "유전자 검사 기관은 근이영양증, 그 밖에 대통령령이 정하는 유전 질환을 진단하기 위한 목적 외에는 배아 또는 태아를 대상으로 유전자 검사를 금지"하고 있으며, 그 시행령에서 배아 또는 태아 대상 유전자 검사 가능 유전 질환을 62개로 규정하고 있다. 이런 의학적 이유로 태아 진단이 이루어질 수 있다는 것은 인정이 되는 일이다. 그러나 이로 인해 검사 후 발생할 수 있는 선별 낙태의 위험에 대해서는 아무런 대책이 없는 법이라고 할 수 있다.

태아 성별 진단과 관련하여, 우리나라 의료법에서도 의료인이 태아의 성별 진단을 목적으로 임부를 진찰 또는 검사하거나 같은 목적을 위한 다른 사람의 행위를 도와주는 행위를 금지하고 있으며, 아울러 태아 또는 임부에 대한 진찰이나 검사를 통해 알게 된 태아의 성별을 임부 본인과 가족 및 타인에게 누설하지 못하도록 규정하고 있다. 이렇게 태아 성별 진단을 금지한 이유는 남아 선호 사상으로 인해 여아에 대한 선별적인 낙태가 심각해 이를 방지하기 위해서이다. 그러나 최근 대한의사협회는, 출생 성비의 불균형이 해소되었고 남아 선호 사상도 사라졌다고 주장하면서, 태아 성별 진단을 금지한 의료법을 개정해야 한다는 주장을 한 결과 태아 성별 진단의 처벌이 가벼운 벌금형으로 대폭 경감되었다. 그러나 아직까지 우리 사회 일각에는 남아를 선호하는 경향이 분명히 남아 있고, 나아가 남아든 여아든 부모가 원하는 성별의 아기를 선택해서 낳으려는 경향까지도 생겨나고 있어서 태아 성별 진단이 부모가 원하지 않는 성별의 태아를 낙태할 의도로 이용될 가능성은 여전하다.

한편 태아 진단 시술 자체가 태아의 생명을 위협할 수도 있다. 태아 진단 방법으로 사용되는 양수 검사는 자궁을 통하여 임신부의 복부 내벽에 바늘을 꽂는 과정을 거치는데, 이 과정에서 임신부와 태아가 병균에 감염되기 쉽고 출혈의 위험이 있으며 심지어 태아의 생명이 위태롭게 될 수도 있는 것이다.

교황 요한 바오로 2세는 「생명의 복음」 14항에서 태아 진단의 윤리적 문제에 대해 다음과 같이 말하였다. "생명을 위해 봉사하는 것처럼 보이고, 또 종종 그러한 목적으로 사용되기도 하는 배아 및 태아 진단 기술들이 실제로는 생명을 위협하기도 한다. 인공 생식의 경우 수정란들은 일반적으로 매우 짧은 시간 안에 죽을 수 있는 위험에 노출된다. 또한 생산된 수정란의 수는 대개 여성의 자궁 속에 이식하기 위해 필요한 수보다 많으며, 이른바 '예비 수정란'이라고 불리는 이 수정란들은 폐기되거나 실험에 사용된다. 과학 또는 의학의 발전이라는 미명하에 이루어지는 이 실험은 실제로는 인간의 생명을 마음대로 처분해 버릴 수 있는 단순한 '생물학적 재료' 수준으로 격하시킨다"(「생명의 복음」, 14항).

요한 바오로 2세는 계속해서 "태아 진단을 자궁 속의 아기에게 필요할 수도 있는 의학적인 처치가 무엇인지를 알아내기 위한 목적으로 시행한다면 윤리적 반대를 받지 않는다. 그러나 태아 진단은 흔히 낙태를 권고하고 시술해 주는 기회가 되고 있다. 이것이 여론에 의해서 정당화되고 있는 우생학적 낙태이다. 이 여론은 일정한 조건들을 만족시키는 생명만을 받아들이고, 어떤 제한이나, 장애나 질병으로 손상을 입은 생명을 받아들이지 않겠다고 하는 사고에 근거하고 있다. 이러한 논리에 따라, 중대한 장애나 질병을 가지고 태어난 아기에게 가장 기본적인 보살핌, 심지어 젖을 먹이는 것조차 거부하는 지경에까지 이르렀다"라고 지적하였다.

태아 진단 기술들의 윤리성에 대한 평가에 특별히 주의를 기울여야 한다. 이 기술들은 태어나지 않은 아기가 가지고 있을 수도 있는 기형을 초기에 진단할 수 있게 해준다. 이 기술들이 지니고 있는 복잡성을 고려할 때, 정확하고 체계적인 윤리적 판단이 필요하다. 이 기술들이 아기와 어머니에게 부적절한 위험을 가하지 않을 때, 그리고 나아가서 아직 태어나지 않은 아기에 대한 사실을 알고 평온하게 받아들이는 데 도움을 주기 위한 것일 때, 이러한 기술들은 윤리적으로 정당하다. 그러나 오늘날 태아 치료의 가능성은 아직 한계가 있기 때문에, 여러 형태의 기형을 지닌 아기들이 태어나는 것을 막기 위해서 선택적인 낙태를 받아들이는 우생학적인 의도로 이 기술들이 이용되는 일이 드물지 않게 일어나고 있다. 이러한 태도는 부끄러운 것이며, 철저히 비난받아야 할 태도이다. 왜냐하면 이러한 태도는 인간 생명의 가치를 오직 '정상(正常)'과 신체적 안녕의 범위 내에서만 측정하겠다는 것이며, 이것은 결국 유아 살해와 안락사까지도 정당화할 수 있는 길을 열어 놓는 것이 된다(생명의 복음, 63항).

교황청 보건사목평의회가 발간한 「의료인 헌장」에서도 태아 진단의 위험 요소는 태아의 생명과 육체적 온전성과 관련되며, 단지 일부분만 여러 가지 진단 기술들의 잠재적 위험 요소들과 관련되어 임신부에게 영향을 줄 수 있다는 점을 강조하고 있다(의료인 헌장, 60항). 그러므로 특정한 진단 기술이 가질 수 있는 부정적인 결과들을 주의 깊게 살펴보고 올바른 목적과 구체적인 무해성이 충분히 보장되지 않은 진단 절차들을 피할 필요가 있다. 그리고 만일 어느 정도의 위험을 감수해야 할 경우, 진단에 의지하려면 진단 센터에서 확실하게 알아낼 수 있는 처지의 필요성과 요구되는 타당한 징후가 있어야 한다. 결과적으로 그런 진단은 부모에게 잘 설명이 되고 또 그들의 동의를 얻는 한 시행이 가능하지만 그것은 어머니나 배아에게 무엇보다 부당한 위험을 주지 말아야 하며 이들의 생명과 안전이 반드시 보장되어야 한다. 그러나 만일 결과에 따라서는 유산을 할 수도 있다는 생각으로 이 방법을 사용한다면 엄격히 도덕을 위배하는 것이다.

태아 진단의 요구와 시행을 정당화하는 목적은 항상 자녀와 어머니에게 이로운 것이어야 한다. 예컨대, 태아 진단의 목적은 치료적 개입을 가능하게 하고, 태아가 기형이 되지 않을까 근심하여 낙태의 유혹에 빠지지 않도록 안심하고 침착할 수 있게 하며, 진단 결과가 혹시 불운한 것으로 판명되더라도 장애아를 기꺼이 출산할 수 있도록 준비시키는 것 등이어야 한다. 태아 진단은 "만일 결과에 따라서는 인공유산을 할 수도 있다는 생각으로 이 방법을 사용한다면 엄격히 도덕률을 위배하는 것이 된다. 진단 결과 태아가 기형이거나 유전적 질환을 가지고 있다는 것이 발견된다 해도 그것으로 곧 태아를 죽일 수 있다는 판단을 할 수는 없다. 태아 진단과 낙태를 직접적으로 연계시키는 입장을 지지하는 민간단체, 보건 당국 또는 연구 기관의 지침이나 프로그램은 모두 불법이다. 진단을 시행하고 그 결과를 알려줌으로써 태아 진단과 낙태 사이의 연계 관행을 고착시키고 지지하는 행위에 의도적으로 일조하는 전문가는 불법적 공모라는 유지를 면치 못할 것이다"(의료인 헌장, 60항).

의사는 임신부에게 불필요한 태아 진단을 권고해서는 안 된다. 일부 의사들이 임신부에게 태아 상태에 대한 막연한 불안감을 주어 태아 진단을 받도록 유도하는 일이 없다고 할 수 없는데 이는 옳지 않은 일이다. 가톨릭 의료 기관에 종사하는 의사는 절대로 이러한 압력을 가해서는 안 된다. 태아 진단 시행 여부는 임신부가 자발적으로 결정할 수 있게 해야 하며 의료인은 임신부가 원하는 것이 의학적으로 정당한 것인지에 대해 충분하고 적절한 정보를 알기 쉽게 제공해 줌으로써 임신부가 올바르고 적절한 결정을 내릴 수 있도록 도와주어야 한다.

실 / 천 / 지 / 침

1. 가톨릭 의료 기관에 근무하는 의사는, 의학적으로 합당한 이유가 있는 경우에만 태아나 임신부의 생명과 육체의 완전성을 위협하지 않는 가운데 태아 진단을 할 수 있다. 이 경우 의사는 원칙적으로 임신부를 위한 질병 예방과 출산 전후 태아에게 필요한 조치에 관한 정보만을 주어야 한다.

2. 가톨릭 의료 기관에 근무하는 의사는, 임신부가 태아의 성별 진단을 목적으로 태아 진단을 요구할 경우 이것이 법으로 금지되고 있다는 사실뿐 아니라 태아 진단 자체가 갖고 있는 의학적 위험 등을 알려 주고 이를 거부해야 한다.

3. 의학적 필요에 의해서 태아 진단을 할 경우, 의사는 반드시 부모 또는 임신부로부터 '사전 동의'를 받아야 한다. 사전 동의를 받기 전에 의사는 부모 또는 임신부에게 태아 진단의 혜택과 위험에 대해 균형 있게 설명해 주어야 한다.

4. 가톨릭 의료 기관에 근무하는 의사는, 임신부에 대한 정기적인 산전 진찰 시 불필요한 태아 진단을 권고해서는 안 된다.

5. 가톨릭 의료 기관에 근무하는 의사는, 부모 또는 임신부가 태아가 기형아라는 진단의 이유로 요구하는 태아 진단 시술을 거부해야 한다. 이에 대해 의사 혼자 판단하기 어려울 경우에는 병원 윤리위원회에 심의를 요청하도록 한다.

6. 의사는, 태아 진단 및 성별 진단 후 진단 결과를 듣고 부모 또는 임신부가 낙태를 하려고 하는 경우, 이를 거부해야 한다. 이 경우에도 의사 혼자 거부하기 어려울 수 있기 때문에 병원 윤리위원회에 심의를 요청하는 것이 좋다.

제7장

인공 임신중절

인공유산이란 모체 내에서 충분히 성장하지 못한 태아를 모체 밖으로 인공적으로 배출시켜 임신을 종결시키는 행위를 말한다. 인공유산과 관련하여 우리나라의 상황은 매우 이중적이다. 우리나라 형법은 인공유산을 엄격히 금지하고 있으며, 인공유산을 한 부녀자는 물론, 인공유산을 시술한 의료인까지 처벌하도록 규정하고 있다(형법 제27장 참조). 그러나 이 형법 조항은 현실에서 효력을 제대로 발휘하지 못하고 있다. 정확한 통계자료는 없으나, 연간 시행되는 인공유산이 약 100만 건에서 150만 건으로 추정되고 있다. 그러나 인공유산을 행한 임신부나 시술한 의사가 형법에 의해 기소되는 경우는 거의 없다.

한편 우리나라 정부는 1973년에 모자보건법을 제정하여, 일부 인공유산을 제한적으로 허용하였다(모자보건법, 14조). 정부는 모자보건법을 통해 인공유산을 인구정책의 일환으로 이용하였고, 이를 계기로 인공유산이 합법, 불법을 가리지 않고 급속도로 확산되었다. 오늘날에는 인공유산을 통해 원치 않은 임신을 종결시키는 것을 당연시하고, 심지어 일부에서는 여성의 임신 종결권이라는 낯선 권리를 주장하기도 한다. 이제 사람들은 인공유산의 윤리적 문제점에 대해 무관심하기까지 하다.

우리나라의 인공유산 실태가 이토록 심각해진 이유로 정부의 인위적인 인구정책, 부모들의 자녀에 대한 잘못된 생각(예를 들면, 남아 선호 사상, 유전병이나 장애아로 추정되는 태아에 대한 분만 기피 등), 잘못된 성 의식, 일부 의료인의 비윤리적 낙태 시술 행위 등을 지적하기도 한다. 그러나 인공유산 실태가 심각해진 가장 근본적인 이유는 사회 전반의 생명에 대한 그릇된 가치관 때문이다. 산업화, 자본주의화되어 가는 과정에서 모든 것이 물질화, 도구화되었다. 이로 인해 생명 존중의 절대 가치가 무너지고, 인간 생명 역시 상대적 가치로 전락하여, 심지어 사회·경제적 가치를 생명 가치보다 우선시하는 경우도 있다.

그러나 인공유산은 명백한 살인 행위이다. 인공유산은 인간 존재의 기본적인 생명권에 대한 직접적인 침해(가정 권리 헌장, 제4조)로서, 가증할 죄악(사목헌장, 51항)이다. 특히 태아와 같이 무고한 사람을 일부러 살인하는 것은 인간의 존엄성과 창조주의 황금률과 그분의 거룩하심을 중대하게 거스르는 것이다(가톨릭교회 교리서, 2261항). 그러므로 교회는 인공유산에 명백히 반대한다.

태아의 생명을 존중하는 교회의 가르침은 일차적으로 성경에서 그 기원을 찾을 수 있다. 구약성경에서는 생명을 하느님께서 주신 하느님의 거룩한 선물로 여기고, "너희는 살인하지 못한다"(탈출 20, 13), "죄가 없고 올바른 사람을 죽이지 말라"(탈출 23, 7)고 가르친다. 신약성경의 마태오복음과 루카복음에 소개된 그리스도와 세례자 요한의 잉태 및 임신 기간에 관한 이야기는 중요한 의미를 갖는다. 마리아가 사촌 엘리사벳을 방문했을 때, 뱃속의 두 아기는 이미 서로의 존재를 인식하는 능력을 지닌 주인공으로 소개되고 있다. 그리고 루카 복음사가는 태중에 있는 세례자 요한을 가리켜 브레포스(brephos, 뱃속에 든 아기: 루카 1, 44)라는 표현을 쓰고 있는데, 이 용어는 루카 복음사가가 일반적으로 어린 아기를 가리킬 때 쓴 표현이다. 태아를 존중하는 교회의 가르침은 초기 그리스도교 공동체 이후로 계속 전승되어 왔으며, 현대에 와서는 인공유산에 반대하는 가르침으로 연결된다.

인공유산에 반대하는 교회의 가르침과 관련하여 중요한 문헌은 1974년 교황청 신앙교리성이 반포한 「인공유산 반대 선언문」이다. 1973년 미국에서 '로 대 웨이드' 판결로 인공유산이 합법화된 직후 발표된 이 선언문은 체계적이고 일관된 관점에서 생명 존중과 인공유산 반대의 가르침을 확언하고 있다. 이 선언문의 주요 내용을 살펴보면 다음과 같다. 하느님의 계명은 분명히 "살인하지 못한다"이며, 생명은 선물인 동시에 책임이며, 인간 생명은 모든 성장 과정에서 똑같이 출발에서부터 보호받고 사랑받아야 한다. 생명은 임신 순간부터 최대의 배려로 보호받아야 하며, 인간의 첫째 권리는 생명권이며, 생명에 대한 존중은 임신되는 첫 순간부터 요구된다. 난자가 수정되는 순간부터, 아버지의 것도 어머니의 것도 아닌, 한 새로운 사람의 생명이 시작되며, 그 생명은 절대적으로 보호받아야 한다.

1987년 교황청 신앙교리성이 반포한 훈령 「생명의 선물」 역시 인간 생명의 시작에 관한 교회의 가르침을 재확인하면서, 인간 생식의 결실인 생명은 그 존재의 시작, 즉 남녀 생식세포 접합체의 형성 시기부터 육체와 정신의 합일체인 인간 존재로서 무조건적인 존경을 받지 않으면 안 된다, 다시 말해서 인간은 수정되는 순간부터 하나의 인격으로서 존중받고 대접받아야 한다고 강조한다.

1995년 반포된 교황 요한 바오로 2세의 회칙 「생명의 복음」 역시 인공유산에 대한 교회의 반대 입장을 분명히 재천명하고 있다. 이 회칙은 낙태가 지니고 있는 심각성의 진정한 모습은 바로 살인이라는 점을 명백히 한 후, 낙태로 제거되는 것은 절대적으로 무고한 초기 단계의 인간임을 분명히 한다. "그는 약하며, 방어 능력이 없고, 심지어 신생아의 울음과 눈물이 지닌 가슴을 에는 힘을 가진 최소 형태의 방어 수단조차도 가지고 있지 못하다."

교회의 가르침에서 볼 때, 인공유산을 허용하고 있는 우리나라의 모자보건법은 명백히 잘못된 법이다. 따라서 한국 천주교회는 여러 차례 모자보건법의 부당성을 지적하고 이의 폐지를 요청한 바 있다. 다른 한편 가톨릭 의료인은 이러한 비윤리적인 모자보건법을 따르지 않는 양심적인 거부자가 될 책임이 있다.

「인공유산 반대 선언문」은 법 자체가 비윤리적일 경우, 그리스도인은 결코 그 법을 따를 수 없으며, 인공유산의 합법성을 인정하는 그런 법을 따를 수 없다(22항)고 밝히고 있다. 교황 요한 바오로 2세 역시 「산과의사협회 참가자들에게 한 훈화」(1980)에서 의료인들은 인공유산에 호의적인 법률을 정중하고 확고하게 거부해야 한다고 말하였다. 생명의 불가침적인 가치와 인간 생명을 보호하는 하느님의 법에 대한 자각은 인간의 모든 실정법보다 우선한다. 인간의 실정법이 하느님의 법과 대치될 때, “사람에게 복종하는 것보다 오히려 하느님께 복종해야 한다”(사도 5, 29)는 말씀처럼, 양심은 생명의 최우선적인 권리와 하느님의 법의 우선성을 주장한다. “신법에 순응하여 자기의 양심을 수호하기란 언제나 쉬운 길은 아니다. 무시할 수 없는 무거운 부담과 희생이 요청된다. 이러한 요청에 충실하게 살아가려고 할 때, 때로는 영웅적 용기가 필요하다. 그리고 한 인간이 진정으로 발전 완성되려면 정직과 진실 속에 있는 양심에 한결같이 충실하고 그 길을 통해야만 한다”(생명과 가정, 인공유산 반대 선언문, 24항).

인공유산과 관련하여 의료인은 특별한 위치에 있다. 교황 요한 바오로 2세는 1980년, 이탈리아 가톨릭의사협회 모임에서 “의료인은 생명의 봉사자가 되어야지 죽음의 집행자가 되어서는 안 된다”라고 훈화하였다. 그러므로 의료인은 임신부에게 어떠한 경우에도 인공유산을 권유해서는 안 된다. 나아가 자신에게 인공유산을 요청하는 정부 또는 임신부의 요구를 단호하게 거부해야 한다. 의료인은 모든 단계에서 임신의 방해와 인공유산을 기도하는 모든 외과적 또는 의약적 개입을 해서는 안 된다(의료인 헌장,

140항). 교회는 모든 형태의 직접적인 인공유산에 반대한다. 착상한 태아를 중절시키는 시술은 물론이고 수정된 배아의 착상을 방해하는, 또는 배아의 조기 박리(剝離)의 원인이 되는 수단이나 물질을 사용하는 것도 인공유산이다(의료인 헌장, 142항).

인공유산을 거부함으로써, 경우에 따라서는 다른 중요한 재화들이 — 누군가가 이를 지키고자 하는 것이 매우 정상적인 — 중요한 위기에 처하게 될 수도 있다. 예를 들면, 임신부의 건강에 미치는 위험, 다른 아이들에 대한 부담, 태아의 심각한 기형, 강간에 의한 임신 등이다. 이러한 문제들을 무시하거나 축소시킬 수 없으며, 또한 이러한 주장을 지지하는 근거가 없는 것도 아니다. 그러나 이러한 재화들이 인간 생명의 가치보다 우선할 수 없다. 왜냐하면 "생명은 근본적인 것이며 다른 모든 것들의 조건이므로 다른 모든 것보다 우선적으로 보호되어야" 하기 때문이다(의료인 헌장, 141항).

따라서 의료인은 일체의 인공유산 시술에 참여해서는 안 된다. 그러나 다만, 임신의 지속으로 임신부의 생명이 위태로울 경우 임신부의 생명을 구하기 위한 필수적인 치료 행위의 결과로 태아가 죽게 되었다면 그 태아의 죽음은 도덕적으로 용인될 수밖에 없다. 왜냐하면 이 경우의 인공유산은 그 자체가 인공유산을 의도한 행위의 직접적인 결과가 아니기 때문이다(의료인 헌장, 142항). 임신부 생식기관의 암 치료, 자궁 외 임신 등이 이 경우에 해당할 수 있다. 그러나 이러한 경우에도 시술 여부, 시술 시기, 시술 방법 등에 대해 병원 윤리위원회에서 충분한 논의와 토의를 하는 것이 바람직하다.

실 / 천 / 지 / 침

1. 가톨릭 의료 기관에 종사하는 의사는, 어떠한 형태의 인공유산도 처방 또는 시술해서는 안 된다. 왜냐하면 인공유산은 명백한 살인 행위이고 의사는 항상 생명의 봉사자가 되어 자신의 의학적 지식과 기술을 오직 생명을 살리는 데 사용해야 하기 때문이다. 다만 임신의 지속으로 인해 임신부의 생명이 직접적으로 위협을 받을 경우, 임신부의 치료를 위한 간접 낙태는 예외일 수 있다. 그러나 이러한 경우라 하더라도 병원 윤리위원회의 최종 자문을 구하는 것이 바람직하다.

2. 가톨릭 의료 기관에 종사하는 의사는, 인공유산을 허용, 묵인 또는 조장하는 국가의 잘못된 법에 따르지 않을 책임이 있다. 인공유산을 허용하고 있는 우리나라의 모자보건법은 분명히 잘못된 법이다. 그러므로 의사는 이 법을 준수할 의무가 없고, 오히려 이 법에 따르지 않을 책임이 있다.

3. 가톨릭 의료 기관에 종사하는 의사는, 자신에게 인공유산을 요구하는 임신부의 요청에 따르지 말아야 한다. 가톨릭 의료 기관에 종사하는 의사가 이러한 요청을 받았을 때는 임신부에게 인공유산의 윤리적 문제점을 명백히 설명하고, 자신은 인공유산을 시술할 수 없음을 명백히 밝혀야 한다.

4. 가톨릭 의료 기관에 종사하는 의사는, 자신에게 인공유산을 요구하는 임신부에게 인공유산을 방지할 수 있는 적절한 상담 기

관을 안내해야 한다. 가톨릭 의료 기관에 종사하는 의사는 인공유산을 요구하는 임신부의 요구를 거부하는 데 멈추지 말고, 그에게 적절한 상담 기관을 안내해서 인공유산을 피하도록 유도한다.

제8장

제왕절개술

제왕절개술은 만삭 임신부가 정상 분만을 하기 어려울 때 복벽과 자궁벽을 절개하여 태아를 분만하게 하는 방법이다. 제왕절개술은 원래 임신부와 태아의 목숨이 위태로울 때 임신부와 태아를 살리기 위하여 산도 폐쇄 및 협착, 아두골반 분균형, 비정상 태위, 전치 태반(태반이 비정상적으로 자궁목에 가까운 낮은 부위에서 발달한 것)과 태반 조기 박리, 태아 긴박증, 중증 당뇨병, 태아의 위치가 분만에 부적절한 상태인 자궁파열의 위험, 고령 초산, 기제왕절개, 중증 당뇨병과 심장병 등의 경우에 시행할 수 있는 수술이다. 19세기 초반에는 제왕절개 시술 후 임신부의 사망률이 75%에 이르는 매우 위험한 수술이었으나, 수술 기법, 항생제, 수혈 등의 발달로 임신부의 사망률이 현저하게 줄어들면서 20세기 후반에 들어와서는 정상 분만의 대안으로까지 시술하게 되고 우리나라뿐만 아니라 전 세계적으로 현저한 증가 추세를 보여주고 있다.

우리나라의 제왕절개 분만 비율은 1960년대 이후 지속적으로 증가하고 있으며, 선진국의 약 2배에 가까운 수준으로 세계에서 가장 높으며, 세계보건기구가 권장하는 제왕절개 분만 비율 15%를 기준으로 보면, 필요 이상으로 높은 상태다.

우리나라의 제왕절개 분만 비율이 높은 데는 여러 가지 이유가 있다. 앞서 열거한 의학적으로 불가피한 원인 이외에도 전자 태아 감시 장치로 인한 태아 긴박증 등의 조기 발견, 의료 분쟁을 예방하기 위한 방어적 조치, 제왕절개 시술 경력이 있는 임신부에게 자궁 파열의 가능성을 들어 가급적 재차 제왕절개수술을 강권하는 경우, 일부 부도덕한 의사들의 금전적 이익 추구 의도와 임신부 및 가족의 편견과 오해(예컨대 무통 분만, 안전 분만, 미용 분만, 질의 이완 방지 및 보존 등)에 의한 부적절한 남용 등이 중요한 이유라고 할 수 있다. 요컨대 제왕절개술은 임신부와 태아를 살리기 위한 불가피한 긍정적인 측면이 있는가 하면, 낮은 분만 수가를 만회하기 위한 돈벌이 수단으로 불필요한 제왕절개 시술을 한다든가, 난산 또는 출산 실패 시의 의료 분쟁을 피하기 위한 방어적 자세로 제왕절개 시술을 남용하는 것과 임신부의 무지 등, 비의학적인 사회적 경제적 요인으로 말미암은 비윤리적인 부정적 측면도 있다. 따라서 우리는 제왕절개술의 긍정적인 측면과 부정적인 측면을 종합적으로 고찰하면서 가능한 한 불필요한 제왕절개술을 막아야 할 것이다.

임신과 분만은 질병이 아니므로 인위적인 처치인 제왕절개가 아니라 가능한 한 자연분만을 권장하는 것이 바람직하다. 문제는 어떻게 불가피한 제왕절개 분만 시술만을 시행할 수 있게 하고 불필요한 제왕절개 분만 시술을 막고 바람직한 자연분만으로 유도하느냐 하는 것이다. 한편으론 최근에 태아 및 모체의 사망률이 낮아진 이유 중 하나가 제왕절개술 때문이라는 주장이 있으며, 다른 한편에선 제왕절개술에 의한 부작용으로 태아, 신생아 및 임신부의 사망률과 이병과 불필요한 지출이 증가 추세에 있다는 보고도 있다. 그러므로 제왕절개 분만 시술의 시행 여부는 그 시술이 생명윤리의 전체성의 원리에 비추어 볼 때 생명 전체를 보존하기 위하여 필요 불가결하다는 것을 확인해 줄 수 있어야 할 것이며, '이중 결과의 원리'에 따라 예측되는 유익한 영향이 예측되는 손상 결과보다 커야 할 것이며, 손상 결과가 유익한 효과를 위한 수단이 되어서는 안 될 것이다. 그러므로 일부의 효과가 있다고 해도 손상 결과를 가져오는 시술은 가능한 피해야 하듯이, 제왕절개술의 실시 여부도 이러한 생명윤리의 기본 원칙에 부합하느냐에 따라 결행되어야 할 것이다.

교회는 제왕절개술이 신생아와 임신부의 안전과 건강 증진에 기여하는 바를 무시할 수 없으나, 동시에 제왕절개술의 남용과 그 부작용도 문제 삼지 않을 수 없다. 자연의 훼손과 생명 탄생 신비의 침해를 삼가고 자연법에 의한 생명의 이치를 그대로 보존하는 것이 가톨릭 의료 기관 본연의 자세이다. 그러므로 가톨릭 의료 기관은 일시적인 산고와 산통을 회피하기 위하여, 또는 돈벌이 수단으로 제왕절개술을 남용해서는 안 될 것이다.

제왕절개 분만을 가능한 한 줄이고 자연분만을 권장하는 것은 당연하다. 이를 위해서 의사와 임신부와 임신부 가족에게 적절한 분만 교육이 요청된다.

미국에서는 제왕절개 분만 비율이 지속적으로 증가되자, 미국 보건후생성이 이에 대한 대책으로 1991년도에 "Healthy People 2000"을 목표로 하고 2000년도까지 제왕절개 분만 비율을 15%까지 낮추는 목표를 제시한 바 있다. 그 후 제왕절개 분만 비율은 약간 감소하기 시작하였으나 다시 상승하는 경향을 보이게 되자 미국 산부인과학회는 2000년에 대책위원회를 구성하여, 증가하는 제왕절개 분만율의 실태를 조사하고 분석한 후, 불요불급한 제왕절개 분만 비율을 낮추기 위한 건의안을 제시한 바 있다. 동 위원회는 전공의나 전문의의 보수교육에서 겸자 분만이나 흡인 분만에 대한 훈련을 강화함으로써 제왕절개 분만 비율을 낮출 수 있을 것으로 기대하고 있다. 또한 임신부의 진통 정도에 따라 제왕절개가 영향을 받을 수 있기 때문에 의료 기관이나 의사가 간호사나 기타 훈련된 요원들이 지속적으로 진통하고 있는 임신부를 안도시킬 수 있는 체계를 유지함으로써 제왕절개 분만 비율을 낮출 수 있을 것으로 기대하고 있다. 우리나라도 이를 타산지석으로 삼을 수 있을 것이다.

우리나라 보건복지부는 2006년에 우리나라에서 시행된 제왕절개 분만 시술들에 대해서 의료 기관들이 이들을 꼭 시술할 수밖에 없었는지, 아니면 불필요하게 제왕절개 시술을 하였는가를 따져 보는 '위험도 보정 작업'을 거친 후 제왕절개 분만 실태에 대한 내용을 발표한 바 있다. 이 발표에 의하면, 출산을 돕는 국내 의료 기관 3곳 중 적어도 1곳은 임신부와 태아에게 꼭 필요하지 않은 제왕절개 분만을 시술한 것으로 분석되고 있다.

보건복지부는 비윤리적인 제왕절개 분만 시술을 방지하기 위하여 2005년부터 자연분만 시술비를 올리고 자연분만으로 출산을 하는 경우 보험 진료비를 전액 건강 보험에서 지원하는 등 자연분만을 유도하기 위해 노력하고 있다. 그러나 우리나라 제왕절개 분만 비율은 여전히 선진국이나 세계보건기구(WHO)의 권고 수준에 비해 높다. 그러므로 우리는 자연분만 확산을 위하여 더욱 노력해야 할 것이다.

한편, 제왕절개 분만 비율을 적정한 수준으로 유지하기 위해서는 의학적인 접근뿐만 아니라 사회·문화적 접근이 필요하며, 특히 임신부의 고통을 피하려는 자세, 낮은 분만 수가를 보충하기 위한 수단, 또는 의료 분쟁을 피하기 위한 방어적 자세 등이 지양되어야 할 것이다.

실 / 천 / 지 / 침

1. 가톨릭 의료 기관에서 근무하는 의사는, 기본적으로 자연분만이 가장 바람직하고 합리적인 출산 방법임을 인식하고 가능한 한 임신부들이 자연분만을 선택하도록 상담하고 지도해야 한다.

2. 가톨릭 의료 기관에서 근무하는 의사는, 영리 추구나 진료 분쟁을 예상한 방어적 조치로 제왕절개 분만 시술을 시행해서는 안 된다. 특별한 이유가 없는 한 제왕절개 시술 비율은 세계보건기구가 권장하는 제왕절개 분만 비율 15%를 넘지 않도록 유의해야 한다. 많은 의사들이 함께 근무하는 의료 기관은 기관 내 의사들의 제왕절개 분만 시술 실태를 수시로 관리 감독해야 한다.

3. 가톨릭 의료 기관에서 근무하는 의사는, 제왕절개 분만이 필요하다고 생각될 경우 의학적 적응증을 검토하여 적합하다고 판단되는 경우에 한해 임신부의 동의를 얻어 시술해야 한다.

4. 가톨릭 의료 기관에서 근무하는 의사는, 설사 임신부가 제왕절개 분만을 요청할 경우일지라도, 의학적으로 합당한 경우가 아니면 자연분만을 하도록 설득해야 한다. 환자의 편의나 의사의 경제적 이익을 위해 제왕절개 분만을 시행해서는 안 된다.

제9장

임종 간호와 호스피스

호스피스는 죽음을 앞둔 말기 환자와 그 가족을 사랑으로 돌보는 행위로서, 환자가 여생 동안 인간으로서의 존엄성과 품위를 유지하면서 생의 마지막 기간에 평안하게 임종을 맞이하도록 신체적, 정서적, 사회적, 영적으로 도우며, 사별 가족의 고통과 슬픔을 경감시키기 위해 총체적인 돌봄을 제공하는 것이다. 따라서 호스피스 철학은 인간 존중과 인간 이해, 인간의 자유의지와 창의성을 소중히 하는 인도주의와 인간 사랑, 인간을 전체의 합 이상의 존재로 이해하는 총체주의(holism) 사상을 기반으로 한다.

우리나라는 매년 6만 명 이상의 말기 암환자가 발생하고, 진행 암환자의 70%, 말기 암환자의 80~90% 정도가 통증 및 다른 증상으로 극심한 고통을 받고 있으나 완화 의료 기관의 부족으로 적절한 의료 제공이 미흡한 상태이다. 또한 노인 인구의 증가에 따라 만성 퇴행성 질환으로 인한 노인 사망이 해마다 높아지고 있으나 말기 암환자와 가족의 삶을 향상시키는 뚜렷한 정책이 마련되고 있지 않아 사망 전 통증, 부적절한 의료 이용, 사회경제적 부담, 윤리적 갈등이 자주 야기되고 있는 실정이다. 정부에서 일부 호스피스 기관을 지원하고 있으나 향후 인구 및 암 사망자 수 추이 및 완화 의료 기관 수요 등을 고려할 때 완화 의료 기관에서 필요로 하는 병상 수는 현재보다 훨씬 더 많은 것으로 추정된다.

현재 전체 국민의 반 이상이 호스피스를 이용할 의사가 있으나, 말기 암환자의 5% 정도만 호스피스를 이용하고 있는 실정이니 앞으로 더욱 큰 관심이 요구되는 분야이다. 호스피스가 임종 환자의 총체적이고도 인간적인 돌봄을 제공한다는 것 외에도, 의료비의 관점에서만 볼 때에도 임종 전 1개월 동안 지출되는 의료 비용을 1/3 이상 절감시킬 수 있다고 하니 임종자의 가족에게도 큰 도움이 될 수 있다. 따라서 호스피스 완화 의료를 활성화하는 것은 매우 필요하다. 그러나 이러한 필요를 효과 있게 충족시키기 위해서는 무엇보다도 진료의 질적 수준을 높여야 할 것이며, 나아가 호스피스 대상자인 환자 및 가족에 대한 포괄적 평가, 의사, 간호사, 사목자, 사회복지사 등 전문가에 의한 전문적인 서비스, 가족의 사별 관리, 24시간 상담 서비스 등의 적정 진료를 보장하면서도 우리 의료 현실과 문화에 적합한 호스피스·완화 의료 서비스가 필요하다. 그러나 우리나라의 현실에서 더욱 중요한 것은 의료진이 호스피스·완화 돌봄에 대한 필요성을 인식하고 말기 암환자나 회복이 불가능한 환자를 늦지 않게 호스피스 대상자로 의뢰하는 일일 것이다.

호스피스 환자는 대부분 신체적으로는 통증과 여러 가지 고통스러운 증상에 시달리고, 정서적으로도 죽음에 대한 공포와 두려움, 사회로부터의 고립으로 인한 소외감, 그리고 영적 고통 등으로 총체적인 괴로움에 시달린다. 이처럼 신체적으로나 정신적, 사회·심리적, 영적인 고통을 받는 환자에게 무엇보다도 우선적으로 해결해 주어야 하는 것은 통증 치료와 따뜻한 인간적인 돌봄이다. 이러한 호스피스 돌봄은 환자가 매우 취약한 상태가 될 때에 특히 더 요구되는 것이다. 그럼에도 불구하고 임종 환자들은 임종 직전까지 공격적인 무의미한 치료를 받다가 고통스럽게 임종을 맞이하는 경우가 많다.

그러므로 그리스도인은 호스피스 돌봄에 대한 지식을 가지고 그리스도인으로서 품위 있는 죽음의 의미를 이해하는 것이 필요하다. 이는 말기 환자가 "인간적인 그리고 그리스도교적인 존엄성을 지니고 평화롭게 죽을 수 있는 권리"(안락사에 관한 선언, VI)이다. "우리는 살아도 주님의 것이고 죽어도 주님의 것이다"(로마 14, 8). "임종자에 대한 우리의 태도도 이 확신에 차 있어야 하고, 단순히 과학에 의하여 될 수 있는 대로 죽음을 연기하려는 노력에만 그쳐서는 안 된다"(중환자와 임종자에 관한 윤리 문제, 2.2.1)는 것을 가톨릭교회에서는 가르치고 있다. "사용되는 수단에도 불구하고 회피할 수 없는 죽음이 임박할 때, 불확실하고 고통의 연장을 보호해 줄 뿐인 치료법을 거부할 수 있는 결정은 양심 안에서 허용된다." "남용될 수 있는 위험성을 갖는 기술의 사용"(안락사에 관한 선언, VI)에 반대하여 사람들은 오늘날 죽음의 순간에 임종자들을 지켜 줄 수 있도록 이 권리를 명시적으로 표현하고 있다.

임종을 앞둔 말기 환자들은 질환으로 인하여 심한 통증과 더불어 극심한 고통을 겪고 있다. 암환자의 절반 이상은 암이 치유되지 않고, 심한 고통을 겪으면서 사망한다. 말기 암의 통증은 견딜 수 없고, 삶을 황폐화시키므로 환자의 마지막 시간을 가치 있게 보낼 수 있도록 통증을 잘 조절해 주어야 한다. 특히 "중추신경계에 영향을 주는 진통제의 사용은 여러 가지 부수적인 효과를 낳을 위험을 내포하고 있다. 즉 호흡 기능의 영향, 의식 상태의 변화, 습관성 유발, 약효의 감소로 인한 용량의 증량을 가져올 수 있다. 그러나 견딜 수 없는 고통에 시달리는 이를 위해서는 중추신경계에 작용하는 진통제를 사용할 필요가 있어, 분별력 있게 사용한다면 그 부작용을 크게 감소시킬 수 있다"(중환자와 임종자에 관한 윤리 문제). 그러나 될 수 있는 대로 환자의 의식은 유지하게 하면서 통증을 조절하기 위한 투약 방법과 이차적 효과와 부작용에 관한 주의 사항 등, 진통제에 대한 지식을 가질 필요가 있다. 이러한 약품에 관한 결정을 내리게 될 때에는 전문 약사와 상담하는 것과 사실상 환자와 함께 결정을 내리는 것이 중요하다(중환자와 임종자에 관한 윤리 문제). "그러나 신경계에 작용하는 마약은 임종자에게서 '자기의 죽음을 살아서 맞이할' 수 있는 기회를 박탈할 수 있다. 또 만일 임종자가 그리스도인이라면 그가 자기 죽음을 그리스도와의 일치 속에서 체험할 기회를 박탈하는 것이 된다. 그러므로 중환자를 무의식 상태에 빠뜨리는 어떠한 신경 치료도 강력히 반대하며 역으로 치료하고 간호하는 사람들이 죽어 가는 사람에게 귀를 기울일 것을 요구한다."

또한 "간호하는 사람은 죽어 가는 사람과의 인간관계를 조성하고 이러한 인간관계에 의해 그들은 임종자와 함께 여러 밤낮을 견디어 내게 되는 것이며, 임종자와 가족은 사랑하는 사람과 함께 그의 삶의 마지막 단계를 지내도록 힘을 얻을 수가 있는 것이다"(중환자와 임종자에 관한 윤리 문제, I).

임종 환자에 관한 가톨릭교회의 또 다른 가르침에 의하면, "죽음을 앞둔 사람, 그리고 더 일반적으로 불치병을 가진 사람은 누구나 '진실을 들을 권리'가 있다." "죽음이란 그것을 미리 내다보고 대비하기를 피하기에는 너무나 중대한 하나의 사건이다"(중환자와 임종자에 관한 윤리 문제, II). "신앙인의 경우에 있어서 죽음이 가까워 오면 준비를 하고 완전한 의식으로 특별한 행동을 취할 필요가 있다." "누구든지 환자와 가장 가까운 사람이 임종의 가능성을 환자에게 알려 주어야 한다." "그러나 누군가에게 자신이 죽어 가고 있다는 사실을 알리는 것은 대단히 어렵고 힘든 일이다. 그러나 이것이 '진실해야 하는 의무'를 피할 수 있는 조건이 되는 것은 아니다"(중환자와 임종자에 관한 윤리 문제, II). 흔히 현재의 상황만을 고려한다면 사실을 말하는 것이 곧 정신적인 고통을 안겨 주는 것을 의미하며 고뇌 속에서 여생을 마치게 함을 의미한다고 생각할 수 있다. 과연 말기 환자의 알 권리를 박탈하는 것이 환자를 위하는, 그리고 환자의 존엄성을 인정하는 길이 될 수 있는가?

말기 임종 환자는 질병과 육체적 고통을 겪으면서 죽음이 내포하는 상실감이라는, 심리적이고 영적으로 극적인 상태에 빠지게 된다. 이것만으로도 말기 환자는 인간적이고 그리스도교적인 동반을 필요로 하며, 바로 이때가 의사, 간호사들의 전문적이고 포기할 수 없는 기여가 요구되는 시기이다. 그러므로 임종자를 위한 특별한 의료적 지원과 배려로, 죽어 가면서도 자신이 살아 있는 존재이며, 또 그럴 수 있다는 것을 알 수 있어야 한다. "죽음이 가까울 때 그리고 죽는 그 순간이 가장 생명이 축복을 받고 찬양을 받을 때이다. 자연적인 죽음을 맞는 이들에게조차 이 순간에는 충분히 존중하고 보호하며, 도움도 주어야 한다"(의료인 헌장, 115항).

또한 임종자를 치료 불능으로 치부하여, 이 치료를 전적으로 임종자 자신과 가족에게만 맡겨서는 안 되고, 의사와 간호사들도 맡아야 한다. 원목자와 사회복지사, 가족, 친구들이 주는 도움과 긴밀한 상호관계를 가지며 통합되는 이러한 도움들은 임종자에게 자신의 죽음을 받아들이고 죽음을 견딜 수 있게 한다. "임종자를 돕는다는 것은 그의 생의 마지막 체험을 알차게 보내도록 도와준다는 것을 의미한다"(의료인 헌장, 116항). 그러나 가장 중요한 도움은 임종자의 침상 옆에서 "사랑으로 함께하는 것"이다(의료인 헌장, 117항). 이와 같은 배려는 환자에게 신뢰감과 희망을 주고, 그가 죽음과 화해할 수 있도록 해준다. 의사와 간호사들은 임종자가 죽음을 거부하는 태도를 수용하고, 격심한 고통이 희망으로 바뀔 수 있도록 임종자에게 도움을 줄 수 있어야 한다(의료인 헌장, 117항).

“죽음의 신비 앞에서 우리는 무력하다. 인간의 확신도 흔들린다. 그러나 그리스도교 신앙이 평온함과 평화의 근원이 되는 것은 확실히 그러한 좌절에 부딪혔을 때이다. 의미 없어 보이던 것이 의미와 가치를 가지게 된다”(의료인 헌장, 118항). 임종자의 신앙과 희망을 현재화하는 것은 의사와 간호사에게 맡겨진 가장 고상한 인간적인 죽음을 맞도록 하는 것이다. 여기에는 고통을 경감시키는 것 이상의 의미가 있다. 이것은 사람이 동원할 수 있는 “하느님께 쉽게 나아가도록 도움을 주는” 다양한 방법의 노력들을 의미한다(의료인 헌장, 118항).

그러므로 차별화된 호스피스·완화 의료의 제공으로 임종자가 삶의 마지막 순간 가장 고통을 받고 있는 때에, 자신의 죽음을 수용하고 그리스도와 일치하여 충만된 마지막 날들을 보낼 수 있도록 도움을 줄 수 있어야 한다.

실 / 천 / 지 / 침

1. 임종 환자를 돌보는 병원 내 의료진은, 한 인간이 자신의 지상 생애를 마칠 때에 자신의 인격적 품위와 존엄성을 될 수 있는 대로 온전하고 흠 없이 갖추도록 도와주어야 한다.

2. 임종 환자를 돌보는 의사는, 자신이 진료하던 환자가 임종을 맞게 될 때, 이들에게 필요한 신체적, 정신적, 사회·심리적, 영적 돌봄을 제공할 수 있어야 하며, 무엇보다도 우선적으로 이들의 통증을 조절해 주고, 따뜻하게 돌보아 주어야 한다. 이를 위해 의사는 함께 일하는 병원 내 간호사, 사목자, 사회복지사 등 관련 분야 전문가는 물론 자원봉사자 등과 함께 팀을 구성해서 종합적인 돌봄을 제공하도록 노력해야 한다.

3. 임종 환자를 돌보는 의사는, 극심한 고통을 겪는 환자에게, 설사 진통제가 부차적인 결과로 의식의 감퇴가 어느 정도 예상된다 하더라도, 인간적이고 그리스도교적인 분별력을 발휘하여 환자들의 고통을 최대한 경감시킬 수 있도록 적절하게 진통제를 사용할 수 있다.
그러나 의식 불명 상태에 빠지게 하는 진통제 사용에는 특별한 주의가 요구된다. 이는 환자가 자신의 도덕적 의무와 가족의 의무를 다해야 할 뿐 아니라, 맑은 의식을 가지고 그리스도를 만날 준비를 하여야 하기 때문이다.

4. 임종 환자를 돌보는 의사는, 어떠한 상황에서도 환자에게 이른

바 '최소한'의 진료를 제공할 의무가 있음을 명심해야 한다. 즉 환자의 생명 유지를 위하여 정상적이며 관습적으로 사용되는 영양 공급이나, 수혈, 주사 등은 언제나 사용되어야 한다.

5. 임종 환자를 돌보는 의사는, 죽음을 앞둔 사람, 그리고 더 일반적으로 불치병을 가진 사람들은 누구나 진실을 들을 권리가 있다는 사실을 인정해야 한다. 그것은, 죽음이란 그것을 미리 내다보고 대비하기를 피하기에는 너무나 중대한 사건이며, 따라서 온전한 의식을 가지고 죽음을 준비할 필요가 있기 때문이다.

6. 임종 환자를 돌보는 사람들 가운데 누구든지 환자와 가장 가까운 사람이 임종의 가능성을 환자에게 알려 주어야 한다. 이를 위해 가족과 원목 신부와 의료 담당 관계자들은 항상 자기들이 이 의무에 참여할 의무가 있음을 명심하고 적절한 방법을 찾도록 노력해야 한다.

제10장

안락사

죽음은 모든 사람에게 예외 없이 다가오는 인간 실존의 한 부분이다. 노년에 맞는 죽음이나 불치병이라는 급작스런 질병의 선고에 따라오는 죽음 등 우리 인간 실존에는 여러 가지 형태의 죽음이 있지만, 그러한 죽음들에 있어서 공통된 것 하나는 죽음을 맞게 되는 사람들의 죽음에 대한 태도와 반응이 일단 부정적이라는 것이다. 실상 죽는다는 것은 한 인간의 삶이 가져다주는 모든 가능성을 마지막 순간에 한꺼번에 소진한다는 의미이며, 때로는 죽음이라는 마지막 순간에 처해 있는 사람을 실재 세계에서 완전하게 결별시키는 악으로 인식될 수도 있다. 세상을 하직하고, 가족, 친지들과 영별한다는 것, 또 한편으로는 지금까지 살아오면서 쌓아 왔던 모든 업적이나 인간관계들을 한꺼번에 무너뜨리는 상실의 공포를 안겨 주는 것이 죽음이라고 여겨지면서 어쩌면 죽음이라는 것은 지금까지 살아온 삶을 너무나 허무하게 만들기도 한다.

죽음은 이렇게 대부분의 사람들에게 커다란 고통으로 다가오는 것이며, 사람은 할 수만 있다면 이 죽음을 적극적으로 피하고 싶어 하는 것이다. 죽어 가는 사람들에게는 육체적 질병으로 인한 고통 또한 극심하다. 진통제에 의존하지 않으면 잠시도 안정될 수 없는 말기 환자나 불치병으로 근근이 생명만을 유지하면서 죽지 못해 살아가는 환자들이 당면하고 있는 죽음이라는 부정적 체험은 환자들 자신에게 그 모든 고통은 하루라도 빨리 벗어버려야 할 무거운 짐이라는 인식을 갖게 하는 것이다.

이렇게 극심한 고통이 현대인들의 의식에 가져다준 것이 곧 안락사의 사고방식이다. 고통이 너무 크기 때문에 이 고통이 인간적인 비애와 소외를 가져오고 결국 이를 벗어나기 위한 최상의 방편은 안락사뿐이라고 생각하는 현대인이 의외로 많이 있다는 사실에 놀라움이 크다.

이러한 현실은 몇몇 나라의 법률에도 잘 반영되어 나타난다. 네덜란드를 비롯해서 벨기에 그리고 미국의 일부 주는 안락사를 합법화하면서 회복 가능성이 없는 말기 환자의 죽을 권리를 인정하고 있는 것이다. 끊임없이 육체적, 정신적 고통을 겪고 있는 성인 말기 환자의 자발적이고 거듭된 요청에 따라 의사가 합법적으로 죽음을 시술해 줄 수 있다는 것인데 이러한 안락사 합법화가 서서히 그 영역을 전 세계로 넓혀 가고 있다는 것은 매우 심각한 현상이다.

오늘날 안락사를 지지하는 사고방식의 바탕에는 소위 인간의 자유를 절대화하여 모든 가치의 원천이 되게 하려는 현대 사조가 깔려 있다. 자유가 가치를 창조하고, 그에 따라 윤리성을 판단하는 윤리적 자율성이 절대 주권으로 자리 잡으면서 소위 자율성 존중이라는 개념이 모든 윤리적 판단의 절대적 기초가 되어 버린 것과 무관하지 않다. 자율성 존중이라는 주장은 이제 환자 자신이 스스로의 삶과 죽음에 대한 결정까지도 가능하게 함으로써 윤리 규범을 순전히 인간의 윤리 안에만 머물게 한 것이다.

살아 있다는 사실 그 자체가 너무 큰 부담이 된다는 것을 느끼는 환자가 자신의 죽음을 스스로 선택할 수 있으며, 목숨을 끊기 위해 자신을 이해하는 의사의 도움을 받을 권리가 있다는 주장이 자율성 존중이라는 미명으로 포장되고 있는 것이다.

생명윤리학의 원리로 차용되고 있는 자율성 존중의 원리는 대부분 종교 분야와는 무관한 임마누엘 칸트나 존 스튜어트 밀 등의 철학자의 사상에 기초한 내용으로서 여기서 다루어지는 토론은 주로 환자 치료나 간호, 연구에서 마주치는 딜레마에 관한 것이며, 기껏해야 의사와 환자 사이의 관계에서 본질이 무엇이냐 하는 정도일 뿐이다. 인간의 본질은 무엇이며, 또는 인간의 삶에서 다른 삶과 구분되는 것은 어떤 것이며, 나아가 어떤 것이 진정 인간을 위한 참된 가치인가에 대해서는 직접적으로 명확하게 말하지 않는 경향이 있다.

이렇듯이 자율성 존중의 문제에 있어서도 철저한 고립 속에서 자신의 운명은 스스로 결정한다는 식의 자기 몰입에 빠져 있는 환자 개인의 인간 이해는 윤리적 존재로서의 인간 이해에 대한 그리스도적 이해와는 전적으로 상치될 수 있다. 그리스도교 전통은 인간의 삶과 죽음을 다스리시는 하느님의 영역을 거부하는 자율성의 해석을 반대하기 때문이다.

그리스도인은 하느님께서 생명의 주인이심을 믿는다. 현재 내가 누리고 있는 생명이지만 이는 내게 속한 것이 아니라 하느님께 속한 것이고, 따라서 이 생명에 대한 어떠한 권한도 내게 없다는 것이 그리스도교의 가르침이다. 그렇기 때문에 자살도 하느님의 생명을 마치 내 것인 양 내 마음대로 처리하는 것이고, 안락사 역시 내가 내 생명의 주인인 양 행사하는 한 형태라고밖에 말할 수 없다. 우리 인간은 자유를 가진 존재이지만 또한 하느님의 법을 따라 사는 존재이며, 따라서 "생명을 사랑하라!", "살인하지 말라"라고 명하시는 하느님의 법을 지키는 가운데 자유를 행사하는 존재임을 잊지 말아야 한다.

이러한 그리스도적 자유와 생명 이해와 함께 안락사에 대한 그리스도적인 관점을 말하자면 다음과 같다.

안락사는 고통받고 있는 말기 환자가 모든 고통을 제거하기 위하여 적극적인 방법을 통해 죽음을 가져오는 행위이거나 혹은 비록 말기 환자일지라도 당연히 베풀어져야 하는 기본적인 치료 행위나 영양 공급 등의 행위를 하지 않음으로써 죽음을 초래케 하는 행위로 이해된다. 이렇게 인위적으로, 직접으로든 간접으로든 죽음을 초래케 하는 행위로서의 안락사 행위에 대한 그리스도교의 입장은 매우 단호하다. 어느 누구도, 그 사람이 불치병으로 고통받는 사람이든 죽어 가는 사람이든 결코 인간의 생명을 인위적으로 단축시키는 것은 용납할 수 없다는 것이다. 더 나아가 자기 자신을 위한 것이든 아니면 자기가 돌보는 다른 사람을 위한 것이든, 어느 누구도 이러한 살인 행위를 요청할 수 없고, 또 남자든 여자든 명시적으로나 함축적으로 거기에 동의할 수도 없다. 또 어떠한 권위라도 그러한 행위를 합법적으로 권고하거나 용인할 수 없다는 것을 천명한다. 그것은 하느님의 법을 침해하는 문제이고, 인간 존엄성에 대한 모욕이며, 생명을 거스르는 범죄이며, 인간성에 대한 공격이기 때문이다(안락사에 관한 선언, II).

따라서 가톨릭 의료 기관이 안락사를 권고한다거나 시술하는 일은 엄격히 금지된다. 그러나 다음과 같은 경우는 안락사로 오해되어서는 안 될 것이다. 첫째, 말기 환자의 치료에 있어서 치료의 수단이 기대에 너무 미치지 못할 때 환자의 동의 아래 그러한 수단을 중단하는 것은 허용된다. 둘째, 말기 환자의 치료에 있어서 위험이 따르는 어려운 일일 뿐인 기술적인 수단에 의지하도록 강요할 수 없으며, 그러한 수단에 대한 환자의 거부는 자살과 같지 않다. 오히려 그와는 반대로 인간 조건의 수용으로 간주되어야 하며, 기대할 수 있는 결과와 균형을 이루지 못하는 의학적 가료를 회피하려는 원의나, 가족 또는 공동체에 과도한 부담을 주지 않으려는 원망(願望)으로 간주되어야 한다. 셋째, 온갖 유용한 치료 수단을 모두 사용하였으나 회피할 수 없는 죽음이 임박하였을 때, 환자는 불확실하고 고통스러운 생명의 연장만을 가져오는 치료법을 거부할 수 있으며, 의사는 이를 존중해 주어야 한다. 그렇지만 이 환자에게 요구되는 정상적인 간호는 중단되지 않아야 한다. 이러한 상황에서 위험 가운데 있는 환자를 돕지 못한 일로 의사가 자책할 이유는 없다(안락사에 관한 선언, IV). 넷째, 고통 중의 말기 환자의 고통을 줄여 주는 진통제의 사용으로 인해 죽음이 어느 정도 앞당겨지는 결과가 예상된다 하더라도 그 진통제의 사용은 용인된다(비오 12세).

신앙교리성의 「안락사에 관한 선언」은 말기 환자들을 위해 봉사하는 의료인들의 자세에 대해 다음과 같이 언급한다. 의료 분야에 종사하는 사람들은 반드시 병자들과 임종자들에게 유효한 모든 기술을 강구하여야 한다. 그러나 그들은 또한 병자들과 임종자들에게 끝없는 친절과 징성 어린 사랑의 위안을 주는 일이 얼마나 절실하게 필요한지를 기억해야만 한다. 사람들에 대한 봉사는 또한 주님 그리스도께 대한 봉사다. "너희가 여기 있는 형제 중에 가장 보잘것없는 사람 하나에게 해준 것이 바로 나에게 해준 것이다"(마태 25, 40).

실 / 천 / 지 / 침

1. 말기 환자를 치료하는 의사는, 고통받고 있는 이들 말기 환자들의 마음을 이해하고 이들의 고통에 동참한다는 선한 마음을 가져야 한다. 환자가 고통을 호소할 때, 의사는 그 고통을 경감시켜 줄 수 있는 방안을 강구하여 도움을 주도록 노력해야 한다.

2. 말기 환자를 치료하는 의사는, 고통받고 있는 말기 환자가 안락사를 요청할 때 이를 거부해야 한다. 환자의 가족들이 그러한 요청을 하더라도 이를 받아들여서는 안 된다. 이는 그리스도교의 전통이 인간의 삶과 죽음을 다스리시는 하느님의 영역을 거부하는 환자 자신의 죽음 선택을 반대하기 때문이다.

3. 의사는, 반드시 병자들과 임종자들의 고통을 덜어 주기 위한 모든 유효한 기술을 강구하여야 한다. "너희가 여기 있는 형제 중에 가장 보잘것없는 사람 하나에게 해준 것이 바로 나에게 해준 것이다"(마태 25, 40)라고 하신 그리스도를 대하듯 그들에게 봉사하는 것이 의사들의 기본자세이기 때문이다.

4. 말기 환자를 치료하는 의사는, 이들 환자를 치료하는 데 있어서 기존의 치료법들이 충분치 않다면, 새로 제공되는 어떤 치료 수단이 아직 실험 단계에 있고 따라서 다소의 위험을 내포하고 있다 하더라도, 이를 환자의 동의 아래 사용할 수 있다. 그러나 그 결과가 기대에 너무 미치지 못할 때, 환자의 동의 아래 그러한 수단들을 중단하는 것은 허용된다. 단, 그러한 결

정을 내리려면 그 방면에 특히 유능한 의사들의 조언은 물론, 환자와 환자 가족들의 온당한 소망을 참작해야 할 것이다.

5. 말기 환자를 치료하는 의사는, 말기 환자에 대한 진통제의 사용이 설사 어느 정도 죽음을 앞당기는 결과가 예상된다 하더라도, 합당한 이유가 있다면 진통제를 사용할 수 있다. 그러나 어떤 상황에서도 환자의 죽음을 의도하는 진통제의 사용이어서는 안 된다.

6. 말기 환자를 치료하는 의사는, 말기 상태에 있는 병자들과 임종자들에게 그들의 끝없는 친절과 정성 어린 사랑이 얼마나 위안을 주는 일인지를 항상 기억하고 실천하려는 노력을 해야 한다. 그것은 이러한 사람들에 대한 봉사가 곧 주님이신 그리스도께 대한 봉사이기 때문이다.

제11장

죽음의 판정

죽음은 임상의학적(clinical) 죽음, 뇌사(brain death), 생물학적 죽음, 사회적 죽음, 법적 죽음, 그리고 신학적 의미의 죽음 등으로 나누어 고찰해 볼 수 있다.

임상적 죽음은 첫째, 영구적인 호흡 정지, 즉 폐의 기능이 영구적으로 정지된 상태로서, 소위 '숨을 거둔 것'을 가리키며, 둘째, 심장의 기능이 영구적으로 정지된 상태로서, 소위 맥박이 멎은 것을 가리킨다. 심폐사(心肺死)를 완전한 죽음으로 판정하는 심폐설은 지금까지 동서를 막론하고 논란의 여지가 없다.

그러나 이러한 죽음에 관한 심폐설은 최근 들어 생명을 연장하고 소생시키는 소위 연명술과 소생술 같은 의학 기술이 발달

되면서부터 도전을 받게 된다.

인위적으로 멎었던 호흡을 연장시키고 정지된 심장을 다시 뛰게 하는 기술이 생기면서 인간의 죽음을 판단하는 새로운 기준이 필요하게 되었으며, 이 일은 역시 의학의 몫이 될 수밖에 없는 것이다.

여기서 새롭게 대두된 의학적 죽음의 판단 기준이 곧 뇌사설(惱死說)이다. 즉 '뇌의 모든 기능이 불가역적으로 소실된 상태'를 의학적인 죽음 상태로 보는 새로운 견해로, 지금 의학계 내에서는 상당한 지지를 받고 있는 상태다.

뇌사를 죽음으로 판단하는 의학적 근거는 일단 뇌의 모든 기능이 소실되면 이어서 호흡과 심박동이 불가역적으로 기능 정지되기 때문에 결국 심장사로 이행된다는 데 있다. 자연 상태에서 심장사와 뇌사 사이에는 시간차가 짧기 때문에 종래에는 뇌사 상태라는 것이 명확히 인식되지 않았을 뿐 아니라 이것을 죽음의 정의로 이용할 가치가 없어 뇌사에 대해서 특별히 신경을 쓰지 않았다. 그러나 의료 기술이 발달되어 뇌의 기능이 불가역적으로 정지된 후에도 연명적 치료 장치를 사용하는 경우 길면 약 10일 이상까지도 심장을 박동시킬 수 있게 되었고, 따라서 뇌사와 심장사 사이에 시간적인 간격이 벌어지게 된 것이다.

이러한 의미에서 볼 때, 뇌사의 개념은 현대 의료의 발전으로 나타난 한 결과라고도 말할 수 있다. 물론, 뇌사를 개체사로 보자는 주장에는 뇌사 상태에 빠진 환자를 인공적으로 연명 조치하는 일이 오히려 환자에게 무의미한 치료를 하게 되는 결과를 초래한다는 견해도 있다.

뇌사란 뇌의 질병이나 외상에 의해 뇌의 조직이 파괴됨으로써 뇌의 기능이 완전히 상실되어 도저히 회복될 수 없는 뇌기능 정지 상태를 의미한다. 이와 같이 '뇌의 기능의 완전한 그리고 비가역적인 정지는 확실한 죽음의 표지'라는 것은 오늘날 의료계가 전적으로 동의하고 있다.

생물학적 죽음은 심폐 소생술의 효과가 전혀 나타나지 않으며, 임상적인 죽음 후에 필연적으로 나타나는 상태로서 유기체의 와해라고 볼 수 있다.

사회적 죽음은 자신과 주위의 자극에 대하여 무반응 상태에 있는 환자로서 불가역적인 뇌손상이 있으나 뇌파 활동과 약간의 정상 반사(intact reflexes)가 나타나기도 하는 상태를 말하며, 소위 '지속적인 식물인간 상태'(persistent vegetative state: PVS)가 여기에 속한다. 그러나 이것은 논란의 여지가 많으며 대부분의 윤리학자들은 식물인간 상태를 죽음으로 보지 않으며, 교회도 지속적인 식물 상태를 죽음으로 보지 않는다.

법적 죽음의 시점에 관하여 우리나라 현행법(민법과 형법)은 명확한 어떤 규정도 두고 있지 않다. 법조계에서 죽음의 판정은 심폐사에 두고 있다.

신학적 의미에서의 죽음은 한 인간의 생명체의 육체와 영혼의 모든 기능이 완전히 정지되어 원상대로 회복될 수 없는 상태에서 하느님께로 돌아가는 것을 의미한다.

죽음의 판정 기준은 동서를 막론하고 호흡과 심장이 멈추고 움직이지 않게 되는 것이라는 통념이 오랜 기간 전해져 왔다. 이러한 통념은 근대 의학의 성립과 더불어 영구적인 호흡 정지와 심장 박동 정지, 동공 산대(瞳孔散大)를 죽음의 판단 기준으로 하는 소위 삼징후(三徵候)설에 의한 심폐사(心肺死)로 발전해 왔다. 그러나 의학의 발전으로 이러한 죽음의 판단 기준은 조금씩 변화되기 시작하여 뇌사가 의학적 죽음이라는 학설이 의학계에 등장하게 된다. 1968년 하버드 의과대학 특별위원회가 뇌사의 판정 기준을 발표한 데 이어 그해 8월 세계의사협회 총회가 이를 채택하였고, 이에 뇌사를 의학적 죽음이라고 인정하는 나라들이 증가하기 시작하였다. 우리나라의 의학계도 뇌사를 인정하고 있지만 우리나라의 법률은 뇌사를 죽음의 기준으로 인정하지 않는다. 다만 장기이식 수술을 위한 죽음의 판정일 경우에 예외적으로 뇌사를 죽음으로 인정한다.

전 세계적으로 뇌사를 판단하는 기준 설정에 있어서 중요한 근거가 되고 있는 소위 '하버드 뇌사 판정 기준'에 의하면, 뇌사는 무수용성, 무반응성, 자발적 움직임과 호흡의 정지, 반사의 소실, 고정되고 확대된 동공, 그리고 약물 중독이나 저체온 상태가 아닌데도 24시간 이러한 현상들이 지속되는 경우를 말한다.

가톨릭교회가 죽음의 판단 기준에 대해 구체적으로 언급한 시기는 비오 12세 교황 재위 시절이다.

비오 12세 교황은 1957년 11월 24일 멘델연구소가 개최한 학술회의에 참석한 의사들에게 "의식을 회복하지 못하고 죽어가는 환자의 죽음과 죽음의 순간에 대한 분명하고도 정확한 정의를 내리고 확인하는 일은 의사들의 영역에 속하며… 그것은 교회의 권한 밖에 있는 문제"라고 말함으로써 죽음의 순간이 언제인지를 판단하는 정확한 기준을 의학 분야의 판단에 맡기는 입장을 취했다고 볼 수 있다. 비오 12세 이후 가톨릭교회는 의학 분야에서 의학적 죽음으로 인정해 왔던 뇌사를 대체로 죽음의 판단 기준으로 인정하면서 뇌사자에게서 적출한 장기를 이식하는 수술에 대해 긍정적인 입장을 표명해 왔다.

교황청 과학원은 1989년 「생명의 인위적인 연장과 죽음의 정확한 순간 결정」이라는 세미나를 통해 뇌사 문제에 대한 가톨릭교회의 견해에 대해 공식적으로는 처음으로 다루게 된다. 이 세미나에서 뇌사를 증명할 수 있는 다양한 의학적 방법과 장치, 나아가 뇌사의 개념 정의에 대한 심도 깊은 논의가 이루어졌다. 이 세미나에서는 "뇌사는 인간 신체의 정신적 및 육체적 기능을 조절하고 통합할 수 있는 모든 능력의 불가역적인 상실의 상태이며, 죽음의 순간은 뇌의 전 기능이 불가역적으로 정지되는 순간"(의료인 헌장, 129항)이라는 결론을 내렸다. 이 세미나에 참석하여 주제 발표를 했고, 또 현재 교황청 생명학술원 원장인 스그레치아 대주교도 "수시간 동안 대뇌피질의 활동뿐만 아니라 호흡이라든가 심폐 기능, 신경 반사 작용 등과 같은 신체 기능과 연결된 뇌의 중심적 활동이 불가역적으로 정지될 때 의학적으로 죽었다고 말할 수 있다"고 말하면서 그 이유에 대해서 다음과 같이 말한다. "사실 인간 개인에게는 비록 정신적 삶이 실제의 삶으로부터 방해받는다 하더라도 존재론적 행위만 있으면 살아 있다고 본다. 그러한 행위는 모든 생명적 기능, 생장 기능, 감각적 및 정신적 기능까지도 활발하게 만들어 주며, 지탱해 줄 수도 있기 때문이다. 따라서 인간적 생명이 존재하는 한 그는 정신적 존재로서의 생명을 유지하고 있는 것이다. 그러나 신체 안에서 조화를 이루고 있는 생명적 기능들이 그 기능을 멈추게 될 때, 육체적 인간 생명은 끝났다고 볼 수 있으며, 또한 영혼과 육신이 서로 분리된다고 볼 수 있다." 요한 바오로 2세 교황도 이 세미나에 참석한 의사들을 비롯한 모든 참석자에게 "의사는 생명의 주인도 아니고, 또 죽음을 정복할 수 있는 사람도 아니다. 죽음은 인간 생애의 불가피하고 필연적인 것이므로, 이를 피하는 방법으로만 치료를 이끌고 가서는 안 된다. 그 조건에 따라 신중히 생각되고 처리되어야 한다"고 강조함으로써 뇌사를 죽음의 순간으로 인정하는 데 있어 긍정적인 태도를 보였다.

뇌사에 대한 가톨릭교회의 공식적인 견해는 1995년에 교황청 보건사목평의회의 「의료인 헌장」을 통해 발표되었다. 신앙교리성의 인가를 받아 발표된 「의료인 헌장」은 1989년 교황청 과학원 세미나의 결론을 그대로 수용하면서 뇌사가 죽음을 판정하는 참된 기준이 된다고 선언한 최초의 문헌이라고 할 수 있다.

그러나 이렇게 가톨릭교회가 뇌사를 죽음의 판단 기준으로 인정하고 있지만 여기에 가장 철저하게 전제되어야 하는 것은 당연히 뇌사 판정에 있어서 한 치의 오류도 없는 정확성이다. 사망에 대한 판정에 있어서는 최소한의 오진도 허용될 수 없다. 때문에 만일 뇌사 판정에 있어서 오진의 가능성이 보이는 틈새가 있다면 모든 장치의 노력을 다해 이 틈새를 없애는 것이 무엇보다 중요하다.

뇌사를 죽음의 판단 기준으로 본다는 의미는 또한 이 기준이 죽음 외의 부수적인 어떤 조건이나 목적 혹은 이유에서 다르게 평가될 수 없다는 의미이기도 하다. 뇌사와 관련된 우리나라의 「장기 등 이식에 관한 법률」에서는 장기이식 수술과 관련해서만 뇌사를 죽음으로 판정하도록 규제하고 있는데 이러한 현실은 인간 생명의 실존적 영역인 죽음까지도 기능화시키고 나아가 공리적 목적으로 유용화시킴으로써 인간 전체를 도구화하는 위험을 증대시키며, 더욱 직접적으로는 뇌사 판정의 오류로 연결될 수 있음도 배제할 수 없다.

따라서 가톨릭교회가 죽음의 판단 기준으로 인정하는 뇌사는 장기이식을 용이하게 하기 위한 한 수단으로서가 아니라 인간의 존엄성을 존중하고 죽음을 수용하는 차원에서 이해되어야 한다.

실 / 천 / 지 / 침

1. 의사에 의한 죽음의 판정은 한 치의 오차도 없이 정확하게 이루어져야 한다. 이에 대한 오류적 판단은 환자의 죽음을 재촉하는 것이기 때문이다. 따라서 의사는 죽음의 판정에 있어서 절대로 오진이 발생할 수 없도록 항상 만반의 대책을 강구하여야 한다.

2. 정확한 의학적 판단에 의해 환자의 죽음을 판정한 의사는 이를 가족에게 즉시 알려야 하며, 이때 의사는 그 가족들에게 최대한 경건함과 애도의 마음을 표해야 한다.

3. 의사는, 심장 박동과 호흡 정지에 근거한 심폐사는 물론, 의학적, 법적 기준에 합당한 방법으로 판단한 뇌사도 죽음으로 판정할 수 있다. 그러나 뇌사를 죽음으로 판정하는 경우 죽음의 판정과 사망 시간의 확인은 이식 가능한 장기를 사망자로부터 적출하려는 의도에 영향을 받지 않고 시행되어야 한다.

4. 의사는, 뇌사를 인간의 죽음으로 보지 않는 사람들의 견해도 존중하여야 한다. 따라서 뇌사자 및 사망자의 조직과 장기 기증은 강요되어서는 안 되며, 뇌사자의 조직과 장기를 기증하는 경우에는 적법한 절차를 거쳐 행하여져야 한다.

5. 시신 처리에 관여하는 의료인은, 시신을 물건처럼 함부로 다루어서는 안 된다. 또한 시신의 장기 및 조직은 매매될 수 없으며, 기증자의 의도가 온전히 존중되어야 한다.

제12장

장기이식

1969년 가톨릭대학교 성모병원 의료진이 국내 최초로 살아 있는 사람으로부터 신장 이식 수술을 성공한 이후 이제 우리나라에서도 장기이식은 매우 보편화된 수술의 한 방법이 되었다. 1979년에는 처음으로 뇌사자의 장기를 이용한 장기이식 수술이 성공하면서 이 분야는 비약적인 발전이 이루어졌고, 급기야 1999년에는 뇌사자의 장기를 활용하여 죽어가는 생명을 살리고자 하는 의도로 「장기 등 이식에 관한 법률」까지 제정되어 오늘에 이르고 있다.

법률이 시행되면서 그동안 숱한 윤리적·법적인 문제를 야기했던 장기 매매 형태라든가 이식 장기의 공급 문제들에 따르는 윤리적 문제들이 어느 정도 가라앉기는 하였지만 다른 한편에서는 까다로운 법적 절차 때문에 오히려 수혜자가 줄어들었다는 평가와 함께 우리 사회가 더 많은 생명을 살리고자 여러 방법들을 모색하고 있는 것도 오늘날의 현실이다. 그러나 이 때문에 발생하는 윤리 문제들 또한 적지 않다는 것도 주지의 사실이다.

가톨릭교회는 장기이식이 꺼져 가는 생명을 살리는 사랑의 행위라는 차원에서 긍정적으로 평가한다. 창세기의 다음 문장은 장기이식과 관련하여 교회의 기본적인 입장을 잘 말해 주고 있다. "네 고향과 친족과 아버지의 집을 떠나 내가 너에게 보여 줄 땅으로 가거라"(창세 12, 1). 하느님의 초대에 아브라함은 즉시 떠난다. 조상 대대로 살아온 삶의 터전인 고향을 버리고 모든 가족과 이별한다는 것, 그리고 알지 못하는 미지의 땅으로 떠난다는 것이 얼마나 큰 고통인지를 잘 알고 있는 아브라함이지만 그의 결정은 단호했다. 하느님께 대한 믿음과 충성으로 하느님의 초대에 기꺼이 응답하면서 어떠한 위험이 닥칠지도 모르는 모험의 삶을 떠난 것이다. 결국 하느님께 대한 아브라함의 철저한 신뢰를 바탕으로 한 모험의 삶은 아브라함과 그의 후손인 이스라엘에게 큰 축복이 된 것이다. 이러한 아브라함의 신앙은 모든 신앙인의 모범이며, 신앙의 삶이 어떠해야 하는가를 잘 알려 준다. 곧 신앙의 삶은 하느님께 대한 철저한 신뢰와 충성이 바탕이 되어야 하며, 이와 함께 모험적인 삶까지도 기꺼이 감수해야 한다는 것이다. 가톨릭교회가 장기이식을 윤리적으로 정당하다고 평가하는 것도 바로 이러한 신앙관에 기초한다. 신앙인으로서의 사랑의 삶에는 때로 위험과 모험이 따르지만 그것이 이웃을 위한 사랑의 행위가 된다면 기꺼이 감수할 수 있는 것이다.

실제로 이웃 사랑의 실천, 나아가 꺼져 가는 생명을 살린다는 차원에서 장기이식 수술은 지난 몇 십 년 동안 수많은 사람의 생명을 살리면서 매우 놀라운 기술 발전을 이루었다. 신장이식, 심장이식 수술을 비롯해 살아 있는 사람의 간의 일부를 이식할 수 있는 기술까지 일반화된 것이다.

그러나 장기이식의 이러한 놀라운 발전은 의료 기술을 마치 인간 생명에 대한 심판관과도 같은 지배자의 위치에 올려놓고 있다는 점도 지나칠 수 없다. 바로 이러한 상황에 직면하여 기술의 힘과 인간적 혹은 인격적 힘 사이의 경계를 명확하게 구분해야만 하는 용기를 요구하는 윤리적 도전이 생겨난다. 의료 기술의 발전에 윤리 의식이 함께 따라가지 못함으로써 때로는 장기 이식 자체를 경계하게끔 하는 부정적인 결과를 가져오기도 한다는 의미이다. 예컨대, 장기이식 분야에서 끊임없이 고질적인 비난거리가 되는 것은 장기 매매 행위라든가 기증자의 의사와는 별개로 진행되는 장기 기증일 것이다. 생명을 돈으로 사려는 사람들, 또는 가난 때문에 자신의 장기를 팔아 생계를 꾸려 가려는 사람들이 있는가 하면, 주위의 보이지 않는 여러 형태의 압력 때문에 자신의 의지와는 별로 상관없이 장기 기증을 해야 하는 사람들이 있다면 이는 분명히 윤리적으로 비난받을 일이다.

장기 기증을 위한 윤리적 기준은 무엇보다도 인간성의 존중과 발전이 기초가 되는 생명 존중과 자유로운 동의이다. 이에 대해 간단히 살펴볼 필요가 있다.

첫째, 인간성의 존중과 발전이란 인간의 장기나 신체 조직들을 단순하게 '고치고' '보존하는' 것을 의미하는 것의 차원을 넘어서 인간 자체의 육체적 및 정신적 조건들을 참되고도 고유한 의미에서 더 나은 상태로 만든다는 의무까지도 의미한다는 사실이다. 이는 무엇보다도 인격으로서의 고유함에 대한 강조이며, 곧 이는 인간이 항상 그 자체로 목적이어야지 수단이어서는 안 된다는 의미이다. 모든 의학적 개입은 인간의 선(善)에로 향해야 하며, 인간의 유익을 위한 것이어야 한다. 또한 그 반대로 의학적 개입은 한 사람의 인간을 또 다른 인간을 위한 도구로 삼아서는 절대로 안 된다는 것이다. 실상 의료 기술의 도구화는 각각의 구체적 인간의 고유한 인격으로서의 품위와 정체성이라든지 절대적 평등까지도 직접적이고도 근본적으로 뒤바꾸어 버리고 만다. 만일 그러한 사고방식으로 태아의 생명을 파괴한 결과로 얻어지는 장기나 조직을 이식한다면 이는 당연히 비윤리적인 행위일 수밖에 없다. 또한 장기 적출이나 이식을 통해 변형된 육체 혹은 전혀 새롭게 된 육체를 갖게 되고, 결과적으로 기증자이든지 수혜자이든지 다른 사람들과의 관계 안에서 심리적인 문제를 안게 될 수 있다는 것도 반드시 심도 깊게 고려되어야 할 내용이다. 심리적인 측면 역시 인간의 불가분성 및 통합성에 예속되며, 이러한 의미에서 심리적 측면 역시 윤리적 가치 안에서 다루어져야만 하는 것이다. 자기 자신의 장기가 없어졌다거나 혹은 없었던 장기가 새롭게 이식됨으로써 놀랍게 변화된 삶의 형태에 대해 의식적이고도 자유로운, 그리고 책임감 있는 수용이라는 심리적 조화 차원에서의 적절한 준비가 절실하게 요청된다.

둘째, 장기이식이 생명을 위한 봉사해야 한다는 것은 위에서 살펴본 인간성의 존중과 발전이라는 차원과 같은 맥락에 있는 윤리적 기준이다. 곧 장기이식은 생명을 보호하고 생명에 유익이 되어야 한다는 의미이다. 이는 장기이식 수술이 발전되기 시작한 최근 40여 년 동안의 놀라운 발전을 통해 이끌어 낸 긍정적이고도 최종적인 결론이라고 말할 수 있다. 따라서 이 결론은 의료진들로 하여금 장기이식 수술을 위한 몇 가지 조건들을 매우 엄격하게 지키도록 요구한다. 장기이식 수술을 담당하는 의료진들이 자신들의 임무를 성실히 수행하기 위하여 과학·기술적인 측면에서 빈틈없는 전문성이 요구된다는 것은 두말할 필요도 없다. 이를 전제하고 요구되는 조건들은 다음과 같다. 1) 장기이식 수술을 해야만 하는 당위성에 대한 충분한 인식, 2) 장기이식 수술의 구체적인 조건, 상황에서의 수술이 가져다줄 수 있는 위험성에 대한 인식, 3) 기증자와 수혜자의 동의, 그리고 생명을 살릴 수 있는 가능성과 한계, 곧 수술 후의 인간적 삶의 내용에 대해서, 4) 수술 비용과 수술 후의 건강 유지를 위한 비용이 그 조건들이다.

셋째, 자유롭고 책임감 있는 동의라는 기준이다. 최근 이 문제는 매우 심각한 논쟁거리가 되고 있기도 하다. 예를 들어, 장기이식이 주로 이루어지고 있는 의학적 환경은 장기이식의 거부 반응이 없는 환경이어야 하는데, 이러한 환경을 위해서는 주로 가족들 사이에서 이루어지는 장기 수여와 이식이 성공률을 가장 높일 수 있다는 것이다. 형제들 사이의 장기 수여와 이식, 부모와 자녀 사이의 장기 수여와 이식이라고 가정할 때, 어떤 경우 가족의 압력, 주위의 눈초리 때문에 마지못해 장기를 수여해야만 하는 상황이라면 우리는 이러한 상황을 어떻게 이해해야 하겠는가.

여기서 우리는 '기증'의 의미를 정확히 알아야 할 필요가 있다. 무엇보다도 '기증'은 자유로운 기증이어야 한다. 즉 긍정적인 의미에서 기증자의 자유가 요구된다. 기증자 자신이 이미 자신의 행위가 어떠한 것인지를 잘 알고 있으면서 자유로운 동의를 해야 한다는 의미이다. '기증'은 그 본성상 진직으로 자유로워야 하며, 자유를 요구하며, 자유를 증거한다. 그러나 자유는 본질적으로 책임감을 요구하며, 구조적으로 인간적 가치를 고양시킨다. 자유는 인간의 자아실현을 위해 인간에게 맡겨진 하나의 능력이며, 이는 가치에 의해서, 가치를 존중함으로써만 획득된다.

이렇듯이 자유롭고도 책임감 있는 결정을 통한 '기증'을 촉구하기 위한 방법이 있다면 그것은 무엇보다도 인간의 생명, 나아가서는 인간 육체에 대한 본질적이고도 기본적인 의미로서의 '선물로서의 삶-기증'의 의미에 대한 끊임없는 교육일 것이다. 이러한 교육은 연대성의 인간적 의미를 더욱 풍요롭게 해줄 것이다. 삶에 대한 그리스도인의 시각은 교육적 측면에서의 모험을 당연히 수반하고 또 수반하여야 한다. 살아 있는 동안, 혹은 죽은 다음에라도 장기 기증은 사랑의 계명을 실천하는 하나의 구체적 방법이며, 예수의 삶을 구체적으로 따르는 하나의 시도라고 할 수 있다. "벗을 위하여 제 목숨을 바치는 것보다 더 큰 사랑은 없다"(요한 15, 13).

이제 사후 장기 적출과 관련된 동의 문제를 살펴보자. 이는 주로 뇌사자의 장기 적출과 관련된 문제로서, 장기 적출에 대한 명백한 의사를 밝히지 못하고 죽은 뇌사자에게서 추정 동의를 통해 장기 적출을 하는 것이 윤리적으로 가능한가의 문제이다. 이에 대해 우리는 이렇게 판단할 수 있을 것이다. 곧 우리는 일반적으로 어느 정도 인간성을 갖추고 잘 교육된 사람에 대해 존경심을 갖는다. 죽음 후에 자신의 신체에서 어떤 장기를 떼어내는 것, 그럼으로써 그 뇌사자는 자신의 장기를 다른 사람에게 기증할 수 있고, 또 다른 사람의 생명을 구할 수 있다는 것에 대해 주위 사람들에게 허용할 수 있으리라는 추정된 판단을 내리는 것은 전혀 무리가 없을 것이다. 가치판단에서의 더 상위의 가치를 선택할 수 있다는, 고유한 의미에서의 윤리적 상위 가치를 선택한다는 의미에서의 추정 동의를 수용할 수 있다는 의미이다.

장기이식의 윤리성을 논하는 데에 가장 중요한 원리가 인간성에 대한 존중과 발전이라면 이는 당연히 사회 전체가 관심을 가져야 하는 문제이기도 하다. 장기이식의 역사적 발전을 통해서 볼 때 장기이식의 방법과 구조들이 불균형하게 이루어져 왔다는 점도 이제는 극복되어야 할 시점에 와 있다는 것이다. 의료 기술의 실천과 혜택이라는 측면에서 부자 나라와 가난한 나라, 있는 자와 없는 자의 차별에 따른 불균형의 문제는 이제 우리 사회에서도 인간성의 실현이라는 차원에서 깊은 관심을 가지고 해결해 나가야 할 과제이다.

실 / 천 / 지 / 침

1. 장기이식을 시술하는 의사는, 이식수술을 받는 환자의 인간성이 존중되는 가운데 환자의 생명과 건강을 위한 치료 목적으로 이를 수행해야 하며, 의학 발전을 위한 실험이나 자신의 명예를 높이기 위한 차원에서 이를 수행해서는 안 된다.

2. 장기이식을 시술하는 의사는, 자신이 장기를 기증하는 사람의 고귀한 사랑과 희생정신을 중개하는 역할을 담당한다는 생각을 가져야 하며, 따라서 수술에 임하는 진지함과, 신속한 행동, 그리고 항상 사랑의 신비에 대한 생각을 잊지 않도록 해야 한다.

3. 장기이식을 시술하는 의사는, 장기 기증이 생명에 봉사한다는 측면에서만 그 윤리적 가치가 인정된다는 사실을 명심하고 장기 공여자의 건강에 위해를 끼치는 일이 없도록 해야 한다. 장기이식으로 장기 공여자의 건강에 큰 해를 미친다면 이 장기이식은 윤리적 정당성을 잃게 되기 때문이다.

4. 장기이식을 시술하는 의사는, 환자의 정신적, 영성적 측면을 무시한 채 순전히 육체성에만 관심을 두어서는 안 된다. 장기를 공여하는 사람이나 이를 이식받는 환자의 인격적 정체성에 혼란을 초래하는 형태의 장기이식은 윤리적으로 정당하지 않다.

5. 장기이식을 시술하는 의사는, 생체 이식의 경우 반드시 의사결정 능력이 있는 성인인 경우로 제한해서 시술해야 한다. 이

때 기증자와 수혜자는 혈연관계가 있는 부모, 자녀, 형제이어야 한다. 단 골수와 같이 재생이 가능한 조직의 경우는 예외로 한다.

6. 장기이식을 시술하는 의사는, 생체 기증자가 부적절한 압력이나 영향력을 받지 않고 기증 결정을 하도록 해야 하며, 장기 기증 행위가 어떤 의미인지 기증자 스스로 충분히 인식한 가운데 동의를 하도록 해야 한다. 이를 위해 장기 이식을 시술하는 의사는 장기 기증자에게 사전에 충분한 정보를 이해하기 쉽게 제공해야 하고, 이를 바탕으로 기증자가 자유로운 의사에 의한 자발적 동의를 한 경우에만 장기 적출을 해야 한다.

7. 장기이식을 시술하는 의사는, 이식하고자 하는 장기나 조직이 매매에 의한 것으로 드러난 경우에는 이식 시술을 시행해서는 안 된다.
   또한, 장기이식을 시술하는 의사는, 장기 기증자의 뇌사 판정에 참여해서는 안 된다. 처음부터 장기이식을 목적으로 하는 뇌사 판정은 비윤리적이기 때문이다.

제13장

심폐 소생술

심폐 소생술(Cardiopulmonary Resuscitate: 이하 CPR)이란 심장마비가 일어난 직후 투약이나 전기 충격, 인공호흡과 같은 처치로 심장 박동과 호흡을 소생시킴으로써 혈액순환을 가능하게 하여 생명을 소생시키는 것을 말한다. 거의 절명(絕命)의 단계까지 간 환자의 생명을 되돌리는 심폐 소생술의 개발과 보급은 현대 의학의 승리 중의 하나라고 할 수 있다. 체계적인 심폐 소생술이 개발되고 이를 널리 보급하는 정책을 시행하면서 응급 환자의 소생 가능성, 특히 급성 심장 질환 환자의 소생 가능성이 크게 늘어나 심폐 소생술의 중요성이 부각되고 있다.

따라서 현재는 응급 상황에 널리 적용할 수 있는 CPR의 기준이 만들어져 있으며, 의사들은 심장이 정지된 경우 환자가 회복되거나 사망한 것으로 판명이 날 때까지 CPR를 실시하는 것이 의무로 되어 있다. 실제로 병원에서는 CPR가 일상적으로 시행되고 있으며 원칙적으로 심폐 정지가 된 모든 환자에게 CPR가 실시되고 있다. 심장 질환이 많아지고, 따라서 이로 인한 급성 심장 질환 사망자가 늘어나면서 CPR는 병원 밖에서도 흔히 시행하고 있을 만큼 흔한 생명 소생술이 되어 있다.

그러나 이처럼 CPR가 성공적으로 그리고 널리 시행되고 있지만 CPR를 해도 회복의 가망이 없는 환자들이 상당수 있음을 알게 되면서, 그러한 경우 CPR가 무의미하다는 논란도 증가하였다. CPR의 목적은 기본적으로 예기치 못한 갑작스런 사망을 방지하기 위한 것이다. 따라서 사망이 예견되는, 회복이 불가능한 말기 환자나 장시간 심폐가 정지된 상태의 환자인 경우에는 CPR가 오히려 환자가 편안히 죽는 것을 방해할 수 있다는 것이다. 다시 말하면, CPR로 심장 박동은 돌아왔으나 의식이 회복되지 않은 경우가 생길 수 있는데 이 경우에는 오히려 무의미한 생명연장으로 '인간답고 품위 있게 죽을 권리'를 침해한다는 것이다. 현대 의학 및 첨단 과학기술의 발달로 과거에는 치료가 불가능하였던 질병이 치료되는 사례도 많아졌지만, 현재의 의학 수준으로 도저히 소생 가망이 없는 환자에게 단순히 생명만을 연장하게 하는 사례도 증가하게 되었다. 무의미한 생명의 연장과 소생술에 따르는 부가적인 고통이 인간적 품위의 죽음을 침해한다는 자각이 생기면서, 죽음을 앞둔 환자의 자유의지에 대한 관심과 공격적인 의료의 제한을 주장하는 목소리가 높아졌고, 이로 인해 심폐 소생술 실시에 대한 문제점이 자주 제기되기 시작한 것이다.

그래서 최근에는 심폐 소생술 유보(Do-Not-Resuscitate: 이하 DNR)라는 말이 생겨났는데, 이는 급성 심 정지 또는 호흡 정지 시에 CPR를 시행하지 않는 것을 말한다. 물론 이것은 현재 진행 중인 치료를 중단하는 것을 의미하는 것은 아니다. 그러나 이 DNR 결정이 항상 인간적 품위의 죽음을 보장해 주는 것은 아니며 치료의 중단이나 보류로 인한 여러 가지 법적, 윤리적 쟁점의 소지를 유발하기도 하고, 종종 치료자와 가족들 간의 상충된 의견으로 인하여 심한 갈등이 유발되기도 한다. 대부분의 DNR 결정은 환자들이 의사 결정에 참여할 수 있는 능력이 없어진 후에 이루어지고 있기 때문에 더욱 문제가 크게 발생한다. 실제로 의료 현장에서 치료 중단의 결정 시기에 대한 객관적이고 표준화된 기준을 설정하는 것이 쉽지는 않다. 치료 행위에 있어서도 의료인의 역할은 제한적이며, 특히 말기 암 환자나 임종 직전의 환자와 같이 회복의 가망성이 희박한 환자들에게서 DNR와 관련된 치료의 결정, 치료의 범위, 결정의 주체와 관련된 윤리적 차원의 문제가 따른다.

따라서 DNR와 관련된 치료 행위에 있어서 의료인의 역할은 제한적이다. 그리고 환자의 의견을 물어보지 않고 CPR 지시를 내리고 이를 시행하는 것은 환자의 의사를 존중하지 않는 것이 된다. 따라서 말기 환자에 대한 치료를 결정할 때는 환자를 참여시키려는 노력을 할 필요가 있다. 이것은 환자에게 합리적이고 도움이 되는 선택이 무엇인지를 설명하고 그들의 소망에 적합한 선택을 하도록 돕는 중요한 과정이다. 그러나 DNR 결정을 내리기 위하여 환자에게 필요한 정보를 제공하면서 환자와 직접 논의를 한다는 것은 때때로 그들에게 심리적인 고통을 부가하는 일이 되기도 한다. 따라서 환자에게 심폐 소생술 시행 여부에 대한 정보를 제공하는 의무보다 더 중요한 것은 환자가 그러한 논의에 참여하기를 원하는지의 여부를 먼저 결정해야 하는 것이다. 만일 회복이 불가능한 말기 환자가 의식이 명료하고 자신의 상태에 대해 잘 이해하고 있으면서 CPR를 원치 않는다는 의사표시를 하면, 이러한 환자의 의사를 존중해서 이를 받아들이는 추세이다. 즉 회복이 가능치 않은 말기 환자에게 CPR는 예외적인 요법이 되며, 의사는 환자가 그러한 요법을 거부할 경우 환자의 소망을 따라야 한다.

외국의 경우 DNR 지침과 관련된 연구들이 많이 있고, 이와 관련된 지시서와 지침서를 개발하여 활용하는 곳이 많으며, 다양한 종류의 프로그램도 개발되어 있다. 예컨대 DNR 대상자를 신속히 파악할 수 있는 표준화된 서식, DNR 대상자임을 나타내는 표식(DNR 팔찌, 목걸이, 신분증과 같은 카드) 착용, DNR 지시서에 서명을 통한 의사 결정에의 참여, 그리고 필요한 경우 전문의사에게 의뢰하는 것 등이 그것이다.

우리나라에서도 그동안 DNR와 관련된 연구들이 일부 진행되었으나 실제로 DNR 지침서와 지시서를 개발하여 적용한 연구는 거의 없다. 그러므로 우리나라에서 선행되어야 하는 것은 표준화된 DNR 지침서와 지시서를 개발하여 적용하는 일이다. 이 경우 DNR 수행에 대한 의사 결정 기준과 지침, 그리고 이 과정에 관련된 문제나 서류 절차 및 의사소통 방법들에 대한 윤리적 정당성이 고려되어야 하고, DNR와 관련된 치료의 결정, 치료의 범위, 결정의 주체와 관련된 윤리적인 문제들이 고려되어야 한다.

또한 환자 스스로 DNR에 대한 의사 결정을 할 수 없을 경우를 대비하여, 평소 환자와 가족, 그리고 의료진이 의견을 충분히 나눌 수 있도록 하여야 한다. 그렇지 못할 경우를 대비하여 '사전 의료 지시서'를 작성해 두는 것도 한 가지 방법이다. 사전 의료 지시서(living will)는 환자가 자신에 대한 치료와 관련된 내용을 남김으로써, 생명에 대한 책임을 환자 본인이 지며, 생명 유지를 위한 예외적 치료, 즉 공격적인 치료에 의해 삶을 연장시키지 않겠다는 바람을 미리 진술하는 것이다. 이는 인위적인 생명 연장보다 자연사를 바란다는 뜻을 생전에 미리 밝히는 것이지만, 그 반대의 결과를 가져올 수도 있다. 즉 이 경우 환자를 사랑하는 가족이나 가까운 이웃을 의사 결정 과정에서 제외시키는 경향이 있다는 것이다. 그래서 가톨릭교회에서는 어떠한 치료 과정에 관한 결정을 내려야 할 때, 문서와 법적 절차가 의사와 환자 또는 그 가족과의 직접적인 상담을 대신할 수는 없다고 가르치고 있다(생명윤리, 28장).

오늘날 남용될 위험을 안고 있는 기술 위주의 태도에서, 임종의 순간에 그리스도교적 삶의 개념과 인간의 존엄성을 모두 수호하는 것은 매우 중요하다. 어떤 사람들은 '죽을 권리'를 말하지만, 그것은 자기 자신의 손으로 또는 다른 사람의 손을 빌려서 죽음을 획득할 수 있는 권리를 뜻하는 것이 아니라 인간적인 그리고 그리스도교적인 존엄성을 지니고 평화롭게 죽을 수 있는 권리를 말하는 것이다. 이러한 관점에서 볼 때, 치료 수단의 사용은 가끔 어려운 문제를 제기한다(안락사에 관한 선언, VI).

가톨릭교회에서는 '생명은 하느님께서 주신 소중한 선물'이라는 진리를 일관되게 가르치고 있다. 우리는 우리 생명의 소유자가 아니며, 따라서 생명에 대한 절대권을 가지고 있지 않음을 염두에 두어야 한다. 우리는 생명을 보존하고 하느님의 영광을 위하여 생명을 사용할 의무가 있다.

사용되는 모든 의학적 수단에도 불구하고 회피할 수 없는 죽음이 임박할 때, 불확실하고 고통스러운 생명의 연장을 보호해 줄 뿐인 치료법을 거부할 수 있는 결정은 양심 안에서 허용된다. 그러나 그러한 결정을 내리기 위해서는 그 방면에 특히 유능한 의사들의 조언은 물론 환자와 가족들의 온당한 소망을 참작해야 하며 유사한 병증의 환자에게 요구되는 정상적인 치료와 간호는 중단되지 않아야 한다(안락사에 관한 선언, VI).

사실상 현대 의학에서는 환자에게 실질적으로 아무런 도움이 안 되는 인공적인 생명 연장 방법들이 많이 사용되고 있다고 할 수 있다. 이러한 방법은 단지 사람을 살아 있게 하는 것 또는 혹독한 고통이라는 더 큰 대가를 치르면서까지 일시적으로 생명을 연장하는 일에 불과할 수 있다. 교회에서도 이 같은 치료 행위는 이른바 '의료 집착'으로 보고 있으며, 인위적으로 환자의 고통을 연장시켜 환자들을 더 힘들고 고통스럽게 하는 일이 된다고 보고 있다고 가르치고 있다(생명의 복음, 3장). 진정한 생명권이란 말기 환자가 '인간적인 그리고 그리스도교적인 존엄성을 지니고 평화롭게 죽을 수 있는 권리'이기 때문이다.

실 / 천 / 지 / 침

1. 의사는, 건강하던 사람에게 갑자기 심 정지 또는 호흡 정지가 발생하였을 때, 특별한 이유가 없는 한 즉시 심폐 소생술을 시행하여야 한다.

2. 의사는, 회복이 불가능한 말기 환자가 의식이 명료하고 자신의 상태에 대해 잘 이해하고 있으면서 심폐 소생술을 원치 않는다는 확실한 의사표시를 하면 이를 수용해야 한다.

3. 의사는, 심폐 소생술 유보 환자임을 나타내는 표식(DNR 팔찌, 목걸이, 신분증 같은 카드)을 착용하고 있거나 DNR 동의서를 소지한 환자의 경우 심폐 소생술을 시행하지 않을 수 있다.

4. 의사는, 심폐 소생술 유보 처방이 된 환자라도 언제나 기본적인 치료와 간호를 제공할 의무가 있다. 생명의 유지를 위하여 정상적이며 관습적으로 사용되는 수단, 즉 영양 공급, 수혈, 주사 등은 언제나 사용되어야 한다.

5. 의사는, 심폐 소생술과 관련하여 다소 복잡한 상황이 발생하여 윤리적인 의사 결정이 어려울 때는 이를 병원 윤리위원회에 회부하여 논의하도록 해야 한다.

6. 의사는, 여러 가지 수단을 사용했음에도 불고하고 환자가 회피할 수 없는 죽음에 임박했을 때, 환자가 불확실하고 고통스러운

생명만을 연장해 줄 뿐인 무의미한 치료를 거부하는 경우, 양심 안에서 이를 수용하는 결정을 할 수 있다.

7. 의료 기관은 기관 내 의사를 포함한 모든 의료진이 응급 상황에서 심폐 소생술을 적절히 활용할 수 있도록 교육 기회를 제공해야 하며, 의료진은 이러한 교육에 능동적으로 참여해야 한다.

제14장

연명 치료 중단

현대 의학의 발전은 인류의 건강 증진에 상당한 기여를 했으나, 또한 예기치 못한 어려운 상황을 만들기도 했다. 첨단 의학의 도움으로 몇 년 전만 해도 치료가 불가능한 것으로 여겨졌던 질병들을 치료할 수 있게 되었다. 그러나 한편으로는 모든 가능한 방법을 집중 강화 의학에 투입함으로써 인간의 고통과 죽음의 진행 과정만을 연장시키는 원치 않은 결과도 야기하게 되었다.

연명 치료 중단이란 의학적으로 회복 가능성이 없는 말기 환자의 생명을 연장시키기 위하여 제공될 수 있는 각종 치료의 중단을 의미한다. 이제 많은 나라들에서 연명 치료를 계속하는 것보다는 연명 치료의 중단이나 유보를 의료 상황에서 선택할 수 있는 하나의 대안으로 인정하고 있다. 우리나라에서도 의료 현장에서 연명 치료의 보류나 중단이 실제로 많이 행해지고 있지만 이러한 치료 보류나 중단이 과연 정당화될 수 있는가와 정당화될 수 있다면 어떤 조건하에서 그런가에 대한 충분한 논의와 합의가 이루어지지 않았다.

이러한 상황에서 의사들은 그들이 행하는 치료 중단이 도덕적으로 정당한지 그렇지 않은지 혼란을 느낄 때가 많으며 도덕적으로 정당하다고 생각하는 치료 중단에 대해서도 그 때문에 법적 책임을 져야 하는 것은 아닌가 하여 불안해한다. 또 정당하지 않다고 생각하는 치료 중단을 가족들이 요구할 때 어떻게 대응해야 할지 몰라 고민하고 있다. 이러한 사정은 환자를 대신해 사실상 진료 결정을 행하는 환자 가족들에게도 마찬가지다. 많은 가족들이 한편으로는 환자에게 편안한 죽음을 맞이할 수 있도록 해주는 것이 바람직하다고 생각하다가도 또 한편으로는 모든 적극적인 치료를 끝까지 다하는 것이 도리라고 생각하기도 한다.

사람은 누구나 인간적 품위를 가지고 죽음을 맞이하기를 원한다. 모든 인간은 존엄성을 유지하는 가운데 품위 있는 죽음을 맞을 권리를 갖는다. 자연스러운 죽음의 진행 과정을 인위적으로 막아 편안한 임종을 맞지 못하도록 방해하는 것은 비인간적이며, 죽음에 이르기까지 존엄성과 품위를 유지해야 할 인간의 기본권 침해가 될 수도 있다.

이러한 연명 치료는 환자의 고통을 연장할 뿐이며, 중환자실과 같이 고립된 공간에서 기계에 의지해 죽음을 맞이하는 것은 오히려 비인간적이다. 또한 연명 장치의 도움을 받는 환자가 심한 고통을 받을 때 환자의 가족들도 큰 정신적 고통을 겪는다.

생명 유지 기술의 사용은 생명, 고통, 죽음에 관한 그리스도교적 의미에 비추어 결정해야 한다. 이러한 방법으로만 환자가 합법적으로 그만두기 원하는 경우에도 무용하고 부담스러운 기술 이용을 고집하는 것과 죽음을 야기하려는 의도를 가지고 그러한 기술을 철회하는 것 같은 극단적인 행위를 피할 수 있다.

그러나 의미 없는 무용한 치료라는 결론을 내리는 경우 간과해서는 안 되는 윤리적 문제점들이 있다. 환자를 담당하는 주치의나 전문의라도 개별 환자들의 예후를 정확히 예측하기 힘들며, 자주 사용되는 치료 방법의 효과에 대한 정확한 정보가 부족한 경우가 있다. 또 가능한 향후의 치료 기술 개발을 정확히 예측할 수 없으므로, 환자의 회복 가능성 여부를 판단하기 어려울 수도 있다. 의료진도 한 인간의 치료를 중단할 경우 많은 심적 부담감을 가질 수밖에 없을 것이며, 의미 없는 치료로 판단하면, 의료 자원이 불충분하여 의료 공급이 수요에 미치지 못하는 여건에서는 의료진의 치료 거부와 연결될 가능성이 있다.

교회는 말기 환자에 대해 단순한 연명 장치로서 인공호흡기 같은 예외적 수단을 사용하는 것은 정당하기는 하되 의무는 아니고 도덕적으로 선택적인 것이지만, 정상적인 간호 행위·영양 공급 등 통상적 수단의 사용은 도덕적 의무라고 가르치고 있다.

인공호흡기와 같은 기계장치를 이용해 연명시키는 회복 불가능한 말기 불치병 환자에 대한 예외적인 치료 행위의 중단은 과도한 의료 집착 행위의 중단이라는 측면에서 이해되어야 한다.

사용되는 수단에도 불구하고 회피할 수 없는 죽음이 임박할 때, 불확실하고 고통스런 죽음의 시간만을 연장해 줄 뿐인 치료를 거부할 수 있는 환자의 결정은 허용되어야 한다. 이는 인간 조건의 수용으로 간주되어야 하며, 기대할 수 있는 결과와 균형을 이루지 못하는 의학적 치료를 회피하려는 의도나 가족에게 과도한 부담을 강요하지 않으려는 바람으로 간주되어야 할 것이다. 이러한 불치병의 말기 환자를 대하는 의사 역시 자기에게 맡겨진 환자의 죽음과 싸우기 위하여 자기 의술이 허용하는 가능한 모든 수단을 다 이용할 의무를 갖지만 그렇다고 해서 생명 유지 기술을 모두 사용할 의무가 있는 것은 아니다. 그러나 생명의 유지를 위하여 영양 공급, 수혈, 주사 등의 정상적이며 통상적으로 사용되는 최소한의 수단들은 언제나 의무로 남는다.

이른바 환자가 '과도한 의학적 치료'를 포기하기로 결정하는 것은 안락사와 구별해야 하며, 예상되는 결과 모두 부적절하거나 또는 환자 자신이나 가족에게 지나친 부담을 주는 것들이기 때문에 환자가 처한 실제적인 상황에 더 이상 맞지 않는 의학적 치료 과정을 중단하는 것을 의미한다. 분명히 죽음이 임박하고 피할 수 없을 때, 결과가 불확실하고 큰 부담이 되는 생명의 연장밖에 보장하지 못하는 종류의 치료 행위들은 거부할 수 있다. 그러나 환자에게 반드시 필요한 정상적인 간호는 중단하지 않아야 한다. 특별하거나 또는 부적절한 수단들을 사용하지 않는 것은 자살이나 안락사와 다르다. 그것은 오히려 죽음 앞에 선 인간의 한계를 받아들인다는 표현이다.

교회는 인간 생명 유지의 기본인 영양과 수분 공급은 장기적인 식물 상태의 환자에게도 항상 이루어져야 한다고 가르친다. 영양 및 수분 공급은 생명 유지 및 환자 고유의 존엄성 증진에 직접 관련된다. 그러므로 영양 및 수분 공급 장비를 식물 상태의 환자로부터 제거하는 것은 도덕적으로 그른 일이다. 급식 장치의 제거는 결국 환자를 기아, 탈수에 이어 죽음에 이르게 하기 때문이다.

그러나 구체적인 개별 상황에서 유보될 수 있는 '예외적 치료 수단'을 결정하기 위해서는 의사의 정확하고 신중한 판단, 환자 및 보호자의 자율적 판단 등이 중시되어야 한다. 연명 치료 중단은 환자의 죽음과 관련되므로 신중하고 조심스럽게 접근해야 하며, 자연스러운 죽음을 맞이하는 자세도 요청된다. 이는 또한 인간 생명의 존엄성을 유지하는 가운데 환자가 죽음을 맞을 수 있도록 배려하는 신중한 결정이어야 한다.

교황 비오 12세는 "사실상 이미 죽은 환자에게 부착되어 있는 인공호흡기의 제거는 그를 평화 속에 떠나보내는 것이다"라고 언급하였다.

환자가 생의 마지막까지 품위와 존엄성을 유지할 수 있도록 집중 의학을 이용하거나 포기하려는 결정을 하는 데 있어 올바른 선택을 할 수 있도록 의료진은 도움을 주어야 할 것이다. 그러나 최종 결정은 임종이 가까운 환자의 구체적인 정황에서 그리고 윤리적 법적 조건을 벗어나지 않는 범위에서 환자의 바람과 원의에 따라 내려져야 한다.

의사는 환자의 상태에 대해 정확한 판단을 내려야 한다. 우선 사실 분석과 관련하여 의사의 정확하고 신중한 판단이 요구된다. 환자의 현재 상태와 예후, 치료 가능성 등에 대한 판단은 의사의 몫이다. 그리고 설령 회복 가능성이 매우 낮다 하더라도, 연명 치료 중단에 대한 판단은 최종적으로 환자 자신에게 맡겨져 있다. 또한 환자의 상태와 예후에 대한 의사의 판단, 환자 또는 환자 가족의 자율적 결정 등에 대한 반복적인 확인이 요구된다.

환자 자신은 치료적으로 무의미하고 보호자에게 과도한 부담이 되거나, 보편적이고, 합리적으로 이용 가능하지 않은 연명 치료의 중단을 요구할 수 있다. 무의미한 치료란 치료적 효과는 기대할 수 없고 단지 죽음의 진행 시간을 연장하는 것이 분명한 경우를 말한다. 고통받고 있는 말기 환자로 하여금 품위 있는 인간적 죽음을 맞을 수 있도록 도와주는 방법은 온전한 의식을 유지하는 가운데 평온을 유지하며 죽음을 준비할 수 있도록 돕는 일일 것이다. 연명 치료 중단을 요구받은 의사는 그 요구가 환자의 존엄성을 침해하지는 않는지 판단해야 하며, 최종 결정은 혼자 내리지 말고 동료 의사 혹은 필요시 병원 윤리위원회 등의 자문을 구하여야 한다.

가톨릭 의료 기관은 무엇보다 믿음에의 증거로서 존중, 사랑, 후원의 공동체가 될 것이며, 죽음의 현실에 직면한 환자와 그 가족을 후원해야 한다. 그리고 어떠한 상황에서도 이른바 '최소한'의 치료 수단을 적용할 의무가 있다는 사실을 명심해야 한다. 즉 생명의 유지를 위하여 정상적이며 관습적으로 사용하는 인공영양 공급과 수분 공급은 물론 청결 유지 등 기본적 간호는 언제나 적용되어야 한다.

실 / 천 / 지 / 침

1. 의사는, 비록 말기 환자의 꺼져 가는 생명이라고 하여도 이 또한 하느님의 소중한 선물로서의 생명임을 인식하고 끝까지 성실한 자세로 환자 진료에 임해야 한다.

2. 의사는, 모든 환자가 자신의 건강과 생명을 소중하게 생각하고 이를 위해 의사에게 필요한 진료를 요청할 권리가 있다는 것을 인정해야 한다. 또한, 의사는 환자의 치료가 의학적으로 더 이상 무용하다는 판단이 서더라도 환자의 의사에 반하여 치료를 중단해서는 안 된다.

3. 의사는, 말기 환자에 대한 최선의 진료에도 불구하고 환자에게 도움이 될 것이라는 충분한 희망을 주지 못하거나 과도한 어려움이 따르는 예외적 방법들을 사용하여야 할 의무를 갖지는 않는다. 이 경우 의사는 환자로 하여금 예외적이거나 부적절한 생명 유지 수단을 스스로 포기할 수 있도록 기회를 주어야 한다. 여기서 부적절한 수단이란 계속적인 환자 진료가 환자에게 도움을 주리라는 이성적인 희망을 제공하지 못하며, 환자 자신은 물론 가족이나 공동체에게 지나친 부담을 수반하는 것을 의미한다.

4. 의사는, 이러한 경우를 대비하여 환자와 환자 가족들에게 사전 유언, 자연사 희망 유언서, 심폐 소생술 금지에 대한 동의서 등을 사전에 작성할 수 있음을 알려야 한다. 이러한 것을 작성한

경우 이에 대해 환자 본인, 보호자, 의료진들이 알고 있어야 한다. 이 경우에도 적절한 영양과 수분 공급은 지속되어야 하며, 환자가 남은 생을 최대한 편안하게 지낼 수 있도록 위생 관리, 안락한 환경 조성 등 기본 간호도 끝까지 제공한다.

5. 의사는, 생명 유지 절차의 사용이나 철회를 생각할 수 있는 능력이 있는 성인 환자에 의해 결정된 사전 고지에 의한 자유로운 판단을 존중해야 한다. 의사 결정 능력이 있는 환자와 가족은 주치의와 함께 치료의 중단을 조정하는 데 필요한 합리적인 판단 근거를 검토한다. 의사 결정 능력이 없는 환자의 경우에는 병원 윤리위원회에서 치료의 중단을 논의할 수 있다. 이 위원회에는 환자의 주치의와 보호자도 참여한다.

6. 의사는, 생명 유지 치료의 중단 또는 철회 시 보호자가 환자에 대한 치료의 수준을 결정하고 마음의 준비를 할 수 있도록 필요한 의료적 정보를 제공한다. 치료의 제한, 중단에 대한 결정은 결정 사유와 함께 논의 과정을 충실히 기록한다. 중단 결정이 되면 환자를 돌보던 의료인, 관련 직원들에게도 설명한다.

7. 말기 환자 치료에 참여하고 있는 의료진은, 자신들의 전문적 의견을 표현할 기회를 갖고 결정 과정에 참여해야 하며 실무에 있어서 책임감을 가져야 한다. 관련 실무자들은 환자로부터 자신들이 수행해야 하는 치료 과정을 중지하거나 철회하도록 요청받을 때 그 사유에 대한 정보를 받을 권리와 함께 담당 의료 책임자에게 자신이 가진 정보를 제공할 의무가 있다.

8. 의사는, 이러한 결정에 대해 환자의 상태에 따라 정기적으로 재검토해야 한다. 환자 상태의 중대한 변화, 또는 환자, 가족, 친지의 요청이 있을 때는 즉시 검토가 이루어져야 한다. 의사는 스스로 치료 결정을 내릴 수 없는 환자들의 이익을 보호해야 한다. 정신적으로 무능력하거나 지능이 낮은 환자들의 생명 유지 치료를 차별적으로 억제하거나 중단하지 않아야 한다. 임신부의 경우 치료를 계속하는 것이 태아의 생명을 구하는 데 이로울 경우, 임신부의 생명 유지 치료를 중단하지 않도록 한다.

제15장

연구자의 전문직 윤리

학문 연구를 수행하는 연구자에게는 연구 분야를 막론하고 자신의 전문직 수행에 따른 직업윤리가 존재한다. 흔히 이것을 연구 윤리라 부른다. 연구 윤리의 구체적인 내용은 주로 실험을 매개로 연구하는 과학자들을 대상으로 구성되어 있다. 하지만 연구 윤리가 목표로 하는 것은 연구자가 진리 탐구의 과정에서 준수해야 할 진실성으로서, 이는 과학 연구자이든 인문학 연구자이든 동일하게 적용된다. 연구 윤리는 의사 윤리와 같은 여타 전문직 윤리와 마찬가지로 자율적인 윤리 규범으로 이해해야 한다.

최근 연구 부정행위가 사회적으로 문제가 되어 연구 윤리를 정립하고자 하는 사회적 노력은 바람직한 일이다. 연구 윤리 확립을 위한 정부의 지침 공포와 그에 따른 대학의 규정 마련은 필요한 일이나, 연구 윤리의 문제가 마치 일종의 법이나 규정상의 문제로 취급된다면 이것은 매우 안타까운 일이 아닐 수 없다. 왜냐하면 윤리는 스스로의 행위를 통제하고 규율하기 위한 자율적 규범이기 때문이다.

연구 윤리가 확립되고 정착되기 위해서는 몇 가지 전제조건들이 갖추어져야 한다. 우선, 연구 윤리와 같은 전문직 윤리는 윤리 규범의 준수가 자신의 전문직 수행이 윤리적으로 올바르게 이루어지도록 하기 위한 것이라는 인식이 있어야 한다. 전문직 윤리는 전문가들이 스스로의 품위를 지키기 위한 노력이다. 따라서 연구자들은 연구 윤리가 자신들의 연구를 방해하거나 연구 수행을 귀찮게 하는 감시 체제라고 이해해서는 안 되며, 자신들이 올바른 연구자가 되도록 돕는 윤리임을 인식할 필요가 있다. 이러한 점에서 연구자는 자신의 전문적 능력을 향상시킬 의무가 있다.

책임 있는 연구 수행을 하는 데 있어 가장 근본적인 것은 연구자가 지닌 사회에 대한 책임이다. 교회는 연구에 있어서의 윤리 규범은 그 연구 목표가 '인간의 복리' 증진을 지향할 것을 요구한다고 밝히면서, 인간의 진정한 선에 위배되는 어떠한 연구도 부도덕한 것이며, 그러한 연구에 에너지와 자원을 투입하는 것은 과학의 인간적 목적성과 그것의 진보에 상치되는 것이라고 천명하고 있다(의료인 헌장, 76항).

연구는 과학성을 기반으로 수행되어야 하며, 과학적 가능성은 윤리적 적법성에 비추어 평가해야 한다. 과학과 기술 연구는 인간을 위해 존재하며 나아가 모든 사람에게 이익이 되는 온전한 인간으로서의 발전을 도모할 때 참된 가치가 있는 것이다.

둘째, 연구 부정행위의 고발은 많은 경우 연구에 함께 참여하거나 그것을 잘 알고 있는 자가 하게 된다. 내부 고발자에 대한 보호가 마련되지 않으면 아무리 그럴듯한 규정이 마련되었다 하더라도 잘못된 연구 관행이나 행위를 바로잡기 어려울 것이다. 정부나 대학이 연구 윤리 확립을 위한 규정 제정의 노력과 더불어 내부 고발자 보호 대책 마련에도 힘써야 한다. 뿐만 아니라 내부 고발자 중에는 선의의 고발자만 있는 것이 아니기에, 사적인 감정이나 내부 갈등으로 인한 음해성 고발도 얼마든지 있을 수 있다. 따라서 연구 부정행위 여부를 판단하는 객관적인 절차와 기준이 마련되어야 한다. 연구 부정행위에 대한 정확한 규정과 이를 판단하는 공정한 조사위원회의 구성, 그리고 객관적인 근거에 입각한 조사위원회의 정확한 판단이 요구된다. 따라서 규정이 실제로 운영될 수 있도록 상세한 운영 지침 역시 마련되어야 한다.

셋째, 연구 부정행위의 처리보다 더욱 중요한 것은 연구 부정행위가 발생하지 않도록 하는 것이다. 연구 윤리에 대한 교육이 중요한 이유는 바로 여기에 있다. 사안에 따라 윤리 전문가의 도움을 받으며, 연구자들의 현실에 맞는 다양한 교육 프로그램이 개발되고 운영될 필요가 있다. 교육 역시 연구자들 스스로가 자신들을 위한 교육임을 인식하고 자율적인 교육 개발이 절실하다. 대학 등의 연구 기관은 연구 윤리 교육을 지원할 책임이 있으며, 대학뿐만 아니라 학회와 같은 학문 공동체를 중심으로 한 교육 프로그램의 운영도 고려해 볼 일이다.

연구 윤리의 구체적인 내용에서 핵심이 되는 것은 연구자 자신의 연구 활동이 진리 탐구의 활동으로서 거짓이 없고 진실된 자세로 연구를 수행해야 한다는 것이다. 따라서 어느 나라든 위조(fabrication), 변조(falsification), 표절(plagiarism)을 연구 부정행위(misconduct) 또는 사기(fraud)로 규정하고 있다.

위조는 존재하지 않는 데이터나 연구 결과를 만들어 내고 이를 기록하거나 보고하는 행위를 의미한다. 이것은 거짓 사건을 만들어 내는 행위이다. 변조는 연구와 관련된 재료, 장비 및 과정 등을 조작하거나 데이터나 연구 결과를 변경하거나 누락시켜 연구 기록이 진실에 부합하지 않도록 하는 행위를 말한다.

위조와 변조를 부정행위로 간주하는 것은 연구자는 자신이 다루는 사실에 있어 거짓이 없어야 하기 때문이다. 학문이 추구하는 바는 진리이다. 거짓 사건을 만들어 내거나 사실을 왜곡하는 것은 진리 인식을 방해하는 일로서 연구자가 결코 해서는 안 되는 일이다.

표절은 정당한 승인 또는 인용 없이 타인의 아이디어, 공정, 결과 또는 기록을 도용하는 것을 의미한다. '도용'이 의미하듯이 표절은 기본적으로 자신의 것이 아닌 것을 자신의 것으로 취하는 행위, 즉 훔치는 행위이다. 표절이 연구 부정행위로 취급되는 이유는 그 자체 부도덕한 행위일 뿐만 아니라, 학문 수행에 있어 사실과 사람에 대해 거짓을 만들어 내어 연구 수행의 질서와 연구자 간의 상호 협력을 방해하기 때문이다. 우선

표절은 자신의 것이 아닌 것을 마치 자신의 것인 양 보이게 하는 것으로 사실에 부합하지 않는 거짓된 행동이다. 뿐만 아니라 도용을 당한 연구자에게 돌아가야 할 공로를 가로채는 것이어서 사람에 대해 해를 끼치는 거짓된 행동이다.

위와 같은 연구 부정행위가 발생하지 않도록 하기 위해, 연구 윤리 교육에서는 데이터 획득, 관리, 공유 및 소유권에 대한 교육을 실시하며, 출판 시 고려해야 할 사항에 대한 교육을 실시한다.

물론 부적절한 저자 등재도 연구 윤리를 어긴 것으로 간주된다. 연구 내용이나 결과에 대해 과학적·기술적 공헌이나 기여를 한 사람에게 저자 자격을 부여하지 않거나 이와 같은 공헌이나 기여를 하지 않은 자에게 감사의 표시나 예우 등을 이유로 저자로 등재시키는 것은 부적절한 저자 등재로 간주된다. 표절이 개입된 경우가 아니라면 부적절한 저자 등재 행위는 그 자체 연구 부정행위로 간주되지는 않겠지만 연구자들 사이의 공로 인정을 정당하게 처리하지 못한 윤리적 잘못이 있다. 공동저자의 저자 등재 순서 등도 공정하게 정해야 한다. 부적절한 저자 등재와 같은 문제들은 진리 인식을 방해하는 행위와는 무관하지만 연구자들 사이에서 발생하는 윤리적 문제이다.

연구자들 사이에서 지켜야 할 윤리 문제들과 관련하여, 연구 윤리 교육은 이해관계의 갈등 해결, 연구 책임자와 연구원 또는 연구 보조원과의 관계, 동료 심사의 문제 등을 교육 내용으로 포함시키고 있으며, 더 나아가 재정 문제, 연구의 안전성 및 사회에 대한 책임 등도 포함시킨다.

연구와 관련된 모든 문제들이 법적인 징계의 대상이라고 여길 필요는 없다. 윤리적으로 문제 되는 행위의 심각성에 따라 어떤 것은 징계의 대상이 되기도 하고 어떤 것은 단지 윤리적 비난의 대상이 되기도 할 것이다.

모든 연구자에게 해당하는 것은 아니지만 실험을 수행하는 연구자가 지켜야 할 사항으로 피험자 및 실험 대상에 대한 보호가 강조된다. 피험자와 동물과 같은 실험 대상은 생명을 지닌 존재로서 각별한 주의를 요한다. 또한, 연구자는 피험자의 건강과 생명을 존중하고 보호해야 한다. 교회는 "인간은 인간만이 가진 유일무이한 존엄성 때문에, 곧 객체로서가 아니라 주체의 가치를 소유한 존재이기에 합당한 보호가 전제된다면, 연구와 임상적 실험의 주체가 될 수 있다"고 가르치고 있으며, "인격의 존엄성에 대한 존경에 바탕을 둔 윤리 규범은 각각의 연구 단계와 그것으로부터 얻어지는 결과들의 적용 모두를 조명하고 규제해야 한다"고 강조한다(의료인 헌장, 75항). 따라서 인간을 대상으로 한 실험은 피험자로부터의 충분한 정보에 근거한 동의를 전제로 하며, 피험자를 불필요한 위험에 빠뜨리지 않아야 한다. 또한, "실험과 그것의 목적, 가능한 위험 요소들에 대해서 알도록 하여, 완전한 인식과 자유의사로 동의를 하거나 거부할 수 있도록 하여야 한다"고 교회는 가르치고 있다(의료인 헌장, 77항).

동물실험을 통한 연구를 하는 경우에도 연구자는 연구에 필요한 최소한의 실험동물을 사용하도록 실험을 설계해야 하고, 실험동물의 복지를 고려하고, 최대한 고통 없이 죽도록 적절한 방법을 취해야 한다. 교회는 "동물이 인간을 위해서 존재하기에 실험 대상이 될 수 있다는 것은 분명하다. 그러나 동물 또한 하느님의 피조물 중의 하나로서, 인간의 선을 위해서 협동하는 존재로 다루어져야 하며, 결코 남용의 대상이 되어서는 안 된다"고 말하고 있다. 또한 모든 실험은 "동물에 대한 배려의 차원에서 동물에게 불필요한 고통을 주지 않는 범위 내에서 이루어져야 한다"고 가르치고 있다(의료인 헌장, 79항).

실 / 천 / 지 / 침

1. 생명과학 분야 연구자는, 연구 윤리가 자신들의 연구를 방해하거나 연구 수행을 귀찮게 하는 감시 체제가 아니라, 자신들이 올바른 연구자가 되도록 돕는 윤리임을 인식해야 한다. 즉 연구 윤리는 연구자들의 책임 있는 학문 연구 수행을 위해 필요한 자율적인 윤리 규범이므로, 연구자들은 스스로의 품위를 지키기 위한 노력을 게을리 해서는 안 된다.

2. 연구자는, 누구나 자신의 전문직 능력의 향상에 힘쓸 의무를 지닌다. 연구자라는 직업은 진리 탐구를 통해 하느님의 뜻이 이 땅에서 이루어지도록 하는 임무를 지니고 있다. 따라서 연구자들은 자신의 전문직을 윤리적으로 수행하기 위해 자신들의 직업과 상황에 적합한 윤리 프로그램을 개발하고 실시해야 한다.

3. 연구 기관은, 기관 내 연구자들을 위한 연구 윤리 교육을 지원할 책임이 있다. 대학뿐만 아니라 학회와 같은 학문 공동체를 중심으로 한 교육 프로그램 운영도 고려해야 한다.

4. 연구자는, 자신의 학문 연구 수행에 있어 거짓이 없어야 한다. 어떠한 위조나 변조, 표절도, 정직한 실수가 아닌 한, 그것은 진리 인식의 활동 그 자체를 부정하는 중대한 윤리적 잘못이다.

5. 연구자는, 저자 등재에 있어서 기여자의 공로를 반영하여 공정하게 결정해야 한다. 부적절한 저자 등재는 연구자들 사이의

공로를 정당하게 평가하고 인정하지 않은 것으로 윤리적으로 비난받을 처사이다.

6. 연구자는, 자신의 연구가 항상 과학성을 기반으로 수행되어야 한다는 것을 명심해야 하며, 연구자들의 과학적 가능성 평가도 윤리적 적법성에 비추어 평가되어야 한다. 과학과 기술 연구는 인간을 위해 존재하며 나아가 모든 사람에게 이익이 되는 온전한 인간으로서의 발전을 도모할 때 참된 가치가 있기 때문이다.

제16장

사람을 대상으로 하는 치료 연구

최근 새로운 약의 효과나 치료 기술의 효용성을 평가하는 임상 시험(clinical trial)으로부터 의학 지식의 향상과 의료 기술의 발전을 위해서 직접 인체를 연구 대상으로 하는 인체 실험(human experimentation)까지 사람을 대상으로 하는 연구가 적지 않게 이루어지고 있다. 기술적으로 연구 방법이 발달하면서 사람을 대상으로 하는 이러한 연구의 종류도 점차 다양해져 가고 있고, 새로운 약제뿐 아니라 동물 조직의 이식과 첨단 기술의 안전성 연구 등에도 직접 사람을 대상으로 하는 연구가 실시되고 있다.

인간의 질병을 치료하고 건강을 증진시키기 위한 의학 지식의 향상과 의료 기술의 발전을 위해서는 사람을 대상으로 하는 이러한 실험 연구가 불가피한 때가 많다. 의학의 궁극적 목표가 인체에 대한 의학적 지식의 증진과 인간 질병의 치료에 있기 때문에, 아무리 동물실험을 많이 한다고 하여도 결국은 인체에 대한 연구를 통해야 이러한 의학 지식과 의학 기술이 인정되기 때문이다. 그러나 사람을 대상으로 하는 연구는 그 대상이 사람이기 때문에 대부분 매우 민감한 윤리 문제를 내포할 수밖에 없다.

역사상 사람을 대상으로 하는 치료 연구의 윤리 문제가 가장 크게 대두된 것은 역시 2차 세계대전 기간 중 나치 독일 의사들이 유대인들을 대상으로 한 여러 가지 인체 실험이라고 할 수 있다. 이들의 비윤리적 인체 실험은 유명한 뉘른베르크 전범재판에서 낱낱이 밝혀졌고, 이를 계기로 '뉘른베르크 강령(Nuremberg Code)'이 만들어지기도 했다.

우리나라에서도 중국산 일본뇌염 백신을 수입한 제약 회사가 영아원에 수용된 1-3세 어린이를 대상으로 임상 시험을 실시한 일이 있는데, 이 경우 스스로를 보호할 능력이 없는 특별히 보호받아야 할 불우한 영아들을 다른 절차 없이 시설 책임자의 동의만으로 임상 시험 대상으로 한 것은 윤리적으로 문제가 되는 것이다.

임상 시험의 근본 목적은 특정 물질이나 의약품이 인간에게 미치는 영향을 알아보는 데 있다. 이것은 물론, 이러한 연구를 통해서 인간의 질병을 치료하는 방법을 찾자는 것이 궁극적인 목적이다. 그러나 역사적으로 보면, 이러한 연구 과정에서 인간의 존엄성이 파괴되는 경우가 결코 적지 않았다. 따라서 이러한 윤리적인 문제를 해결하기 위한 노력들이 현재까지 계속되고 있고, 사람을 대상으로 하는 연구들에 대한 윤리적 잣대들은 한층 더 엄격해지고 있는 것이다.

그러나 경제 수준이 낮은 제3세계 등지에서는 아직도 사회적 약자인 고아나 장애인, 그리고 사형수들을 대상으로 실시하는 임상 시험이 여전히 실시되고 있다고 보아야 한다. 이러한 지역에서 실시되는 임상 시험에서는 심지어 그 의약품이 어떤 것인지 충분히 설명되지도 않은 채로 실험이 진행되기도 한다. 2차 세계대전 뒤 미국에서 실시된 터스키기 매독 연구에서도 흑인들은 매독을 치료하는 항생제가 있다는 것도 모른 채 매독균에 의해 고통받으며 죽어 가야 했다. 타당하지도 않은 가설하에서 굳이 증명할 필요가 없는 실험에 의해 소수의 희생이라는 미명 아래 이루어지는 임상 시험은 분명히 비윤리적이다. '뉘른베르크 강령'이나 '헬싱키 선언', 그리고 최근 유네스코에서 제정한 '유네스코 생명윤리 선언' 같은 생명윤리 규범을 존중하여 어떤 임상 시험에서도 실험 대상자의 권리와 자율성이 보장되어야 한다.

윤리적인 임상 시험을 위해서는 일반적으로 다음과 같은 몇 가지 원칙을 지켜야 한다. 즉 첫째는 대상자의 자발적인 '사전 동의(Informed Consent)'를 얻어야 하고, 둘째로 다른 방법으로는 원하는 결과가 나오지 않아야 하며, 셋째는 불필요한 고통이나, 손상을 최소화하여야 한다. 또한 넷째로 대상자에게 실험의 예상 결과, 목적과 방법, 부작용, 위험성에 대한 정보가 제공되어야 하며, 다섯째는 연구 책임자가 과학적 권위를 가진 자격자이어야 하고, 여섯째는 장애나 사망을 불러일으킬 수 있는 실험을 해서는 안 되며, 일곱째로 자발적 동의가 불가능한 사람에게는 실험을 행하여서는 안 된다.

사람을 대상으로 하는 연구에 대한 가톨릭교회의 가르침은 매우 분명하다. 교황 요한 바오로 2세는 인간의 재능과 창의력에 의해 이룩해 놓은 업적이 때로는 인간 스스로를 지배하고 위협할 뿐만 아니라 인간 사회 전체를 회복 불가능한 파멸로 몰아넣을 수 있다고 경고한 바 있다(인간의 구원자, 15항). 따라서 인간 생명은 그 무엇보다도 고귀한 것이기에 어떠한 경우라도 철저히 보호되어야 하며, 인간 존엄성을 침해하는 어떠한 연구나 실험도 수행되지 말아야 한다. 나아가 생명과학의 모든 기술은 인간의 존엄성이 훼손되지 않도록 사용되어야 하며, 결코 인간을 위협하는 수단이나 도구가 되어서는 안 된다. 도덕의 근본 기준을 준수하면서 과학 기술이 사용되어야 한다. 무엇보다 인간에게 봉사하는 방향으로, 또한 하느님의 의지와 계획에 어긋나지 않게 인간의 권리를 보장하면서 참되고 온전한 선을 이루는 가운데 과학 기술이 사용되어야 한다(생명의 선물, 2항).

현대의 과학 지식수준에서 새로운 의약품의 특성을 정확하게 예측하기란 어렵다. 따라서 의약품들을 치료에 사용하기 전에 우선 실험동물을 대상으로 실험해 보아야 한다. 그 다음 단계에서 상용화하기에 앞서 환자나 건강한 사람을 대상으로 실험을 한다. 이러한 임상 시험에서 최대한 인간을 보호하기 위한 법과 규범을 따라야 한다. 인간이 단순한 실험 대상이 되지 않도록 하고, 어떠한 경우에도 인간의 생명, 정신, 몸의 균형과 건강에 미칠 위험을 막기 위하여 최대한 신중해야 한다고 교황 요한 바오로 2세는 언급하고 있다(생명윤리, 47장).

교황 비오 12세도 살아 있는 인간에게 새로운 방법을 적용하기 위해서는 실험실 모형에 의한 연구와 동물실험이 사전에 이루어져야 한다고 강조한 바 있다. 그러나 그러한 절차가 불충분하거나 실제적으로 실천하기 어려운 경우도 있다. 임상 시험은 환자와 공동체의 유익을 위하여 직접적으로 살아 있는 인간에게 시도하는 실험이다.

약의 효능을 검증하기 위해서나 새로운 수술 방법을 시도하기 위해서 임상 시험을 시행할 때는 때때로 이러한 임상 시험이 다소 위험하더라도 이 일이 많은 사람의 이익을 위한 소수의 희생이라는 미명하게 그대로 진행될 때가 있다. 그러나 다수를 위한 소수의 희생이 인간의 생명에 적용되어서는 안 된다. 한 사람에게 부여되는 생명은 단 하나뿐이며, 그 생명이 끝난다는 것은 그 사람의 전부가 끝난다는 것과 같기 때문이다.

사람을 대상으로 하는 연구를 수행할 때는 먼저 연구자들에 대한 충분한 교육이 이루어져야 하고, 무엇보다 윤리적 자질과 양심적 소양을 겸비한 연구자들에 의해서만 이러한 연구가 이루어지도록 해야 한다. 임상 시험과 같은 사람 대상 연구의 윤리적 시행 여부는 연구자들만의 몫은 아니다. 실험의 투명성과 효용성에 관심을 가지고 불필요한 희생과 비윤리적인 행위가 일어나지 않도록 윤리 전문가들이 모니터할 수 있어야 한다. 연구 계획서에 대한 윤리성 여부를 판단하는 기관윤리위원회(IRB)

활동을 활성화하여 모든 연구자들이 이러한 연구 윤리 문제에 관심을 갖고 윤리 강령에 따라 연구가 이루어지도록 유도하여야 한다.

실 / 천 / 지 / 침

1. 임상시험 등 사람을 대상으로 하는 의학적 연구를 수행하는 연구자는, 반드시 사전 동물실험 결과에 근거하여 자신의 연구를 계획하고 수행해야 한다. 이러한 연구는 기대되는 성과가 연구의 수행을 정당화시킬 수 있어야 하며 동물실험을 통하여 안전성과 유효성이 입증이 된 다음에 진행되어야 한다.

2. 사람을 대상으로 치료 연구를 수행하는 연구자는, 먼저 이 연구에 참여하는 대상자의 동의(consent)를 얻어야 한다. 연구자는 연구 대상자에게 연구의 내용과 방법에 관해 설명해야 하며 이를 근거로 자발적인 '사전 동의'를 받아야 한다. 또한 정신질환자, 장애인, 노인, 어린이, 의료비를 지불할 능력이 없는 대상자들의 약점을 이용해서 동의를 얻어 내는 일이 있어서는 안 된다.

3. 사람을 대상으로 하는 치료 연구를 수행하는 연구자는, 연구에 참여하는 대상자의 개인 정보나 사생활에 관한 비밀 을 철저히 지키도록 해한다.

4. 사람을 대상으로 치료 연구를 수행하는 연구자는, 연구 계획 단계에서 기관윤리위원회(IRB)의 연구 승인을 얻어야 한다. 연구 계획서에는 자신의 연구가 생명윤리와 연구 윤리에 대한 고려를 충분히 하였다는 사실이 포함되어야 하며, 또한 국제적 윤리 규범에 명시된 윤리 원칙들에 따랐음을 밝혀야 한다.

또한, 연구는 반드시 과학적, 윤리적으로 자격을 갖춘 연구자의 책임하에 실시되어야 한다.

5. 사람을 대상으로 하는 연구, 특히 임상 시험을 수행하는 연구자는, 연구 결과의 과학성을 높이기 위하여 연구 대상자에 대한 무작위적 할당, 이중 맹검, 그리고 교차 테스트 같은 연구 방법을 사용하도록 해야 한다.

6. 사람을 대상으로 치료 연구를 수행하는 모든 연구자는, 연구 도중 연구 대상자가 육체적 또는 정신적으로 그 연구 참여를 계속할 수 없다고 느낄 때 즉시 그만둘 자유를 갖도록 해야 한다. 가령 그때까지 연구에 투자된 연구비 등을 고려하여 무리하게 연구를 계속하는 것은 비윤리적이다.

제17장

사람 유전자 정보 연구

최근 게놈 프로젝트(Genome project)의 완성과 더불어 유전자 연구는 인체 내 유전자의 구성 요소에 대한 이해뿐만 아니라 유전적 결함에 대한 치료법을 개발하는 데까지 발전되면서 사회적 관심을 불러일으키고 있다. 이러한 유전자 연구는 난치병의 원인을 규명하고 그 치료법을 개발한다는 점에서 긍정적인 면을 가지고 있는 반면, 선천적으로 주어진 유전적 조건을 근본적으로 변화시키려는 우생학적 시도와 더불어 유전자 정보사용에 따른 개인의 사생활 침해 문제 등 그에 수반되는 윤리적, 사회적, 법적 문제도 적지 않다.

최근 유전자 연구에 대한 사회의 지나친 관심은 자칫 유전자가 인간의 모든 운명을 결정한다는 잘못된 생각을 불러일으킬 수 있다. 이러한 '유전자 결정론'은 그 자체로 모순을 내포하고 있다. 유전자 결정론자들은 인간의 유전자 분석만으로 인간의 본질을 알 수 있다고 주장하기도 한다. 이러한 주장은 유전자가 개인을 만들고, 개인이 사회를 만든다는 그들의 과학적 신념에 근거한다. 즉 인간은 천성적인 차이로 인해 서로 근본적으로 다른 능력을 지니며, 이러한 천성적인 차이는 생물학적으로 유전되며, 위계적인 사회의 형성은 인간 본성의 발로라는 것이다. 이러한 주장은, 전체는 그것을 부분으로 나눔으로써만 이해될 수 있으며, 개별적인 조각, 즉 원자나 유전자는 전체가 가지는 특성의 원인이라는 환원주의(reductionism)에 근거한다. 하지만 이러한 유전자 결정론의 약점은 인간의 특성이 단순히 선천적으로 주어지는 유전자에 의해서만 결정되지는 않는다는 사실에 있다. 인간의 염색체 안에 가지고 있는 유전자가 모두 표현 형질로 드러나는 것은 아니다. 왜냐하면 유전자를 핵 안에서 전사할 때 돌연변이가 일어나기도 하며, 다형성(polymorphism)에 의해 전사되지 않는 유전자도 발생하기 때문이다. 더욱이 인간의 특성은 유전자에 의해서만 결정되는 것이 아니라 외부 환경에 의해서도 형성된다. 유전적으로 동일한 일란성 쌍둥이도 서로 다른 환경에서 성장하는 경우 서로 다른 특성을 나타낸다는 실험 결과는 유전자만이 인간의 정체성을 결정하지 않는다는 것을 보여주는 좋은 예라 하겠다.

유전자 연구는 여러 가지 윤리적 문제를 제기할 수 있다. 즉 유전자 연구는 첫째로 우생학적 낙태를 조장할 수 있다. 장차 유전자 연구는 개인의 유전자 결함 여부를 미리 예측하는 유전자 진단을 가능하게 할 것이다. 유전자 진단은 크게 임신 전 정자나 난자에 대한 유전자 진단, 초기 배아에 대한 유전자 진단, 착상 후 태아에 대한 유전자 진단, 그리고 성인에 대한 유전자 진단으로 구분할 수 있다. 문제는, 유전자 연구를 통해 다양한 종류의 유전자 결함에 대한 진단이 가능하게 될 것으로 기대되는 반면 유전자 결함에 대한 치료법의 개발은 쉽지 않다는 사실이다. 결국 유전자 치료 가능성이 극히 제한적인 현실 상황에서 배아나 태아에 대한 유전자 진단은 우생학적 낙태를 유발시킬 수 있다. 일부에서는 초기 배아에 대한 우생학적 낙태를 허용해야 한다고 주장하고 있으나, 가톨릭교회에서는 정자와 난자가 수정되는 순간부터 생명권이 보장되어야 한다는 입장을 분명히 밝히고 있다.

둘째로 유전자 연구는 유전자에 의한 인권 차별을 조장할 수 있다. 각 유전자는 구아닌(G), 시토신(C), 티민(T), 아데닌(A)이라는 단백질 성분에 의한 고유한 염기 서열로 구성되어 있으며 개별 유전자의 염기 서열은 그에 해당하는 고유한 단백질을 구성하도록 이미 정해져 있다. 이를 유전 인자형(genotype)이라고 하며, 유전 인자형은 가장 기본적인 수준에서 유기체의 유전 정보와 유전적 자질의 총체라고 할 수 있다. 그에 반해, 어느 한 유기체나 혹은 유기체 집단의 실제적인 유전자 발현을 표현형(phenotype)이라 한다. 문제는 유전자의 구성과 개체의 외형이 항상 일치하지는 않는다는 점이다. 더욱이 유전자의 표현형은 환경적인 요인과도 역동적인 상호관계를 가진다. 이러한 유전자의 다양성과 복잡성은 개인의 유전자 정보 사용에 따른 많은 사회적, 윤리적 문제를 충분하게 고려해야 함을 의미한다. 한 개인이 유전자 결함을 가지고 있다는 것이 유전병으로 발병하였음을 의미하지는 않는다. 따라서 유전자 결함을 가지고 있으나 아직 유전 질병으로 발병하지도 않은 상태에서 회사나 보험인 등 제삼자로부터 환자처럼 취급되는 것은 부당하다. 따라서 유전자 연구나 진단, 치료 등에서 사용되는 개인의 유전자 정보가 외부로 유출되지 않도록 각별한 주의가 요구된다.

셋째로 유전자 연구는 빈부 간의 격차를 심화시킬 수 있다. 유전자 연구가 활성화되면서 현재 친자 확인, 유전 질병 진단, 성격, 비만, 지능 등의 다양한 유전자 진단을 시도하고 있으며 이를 신속하고 용이하게 하기 위한 DNA 칩, 즉 유전자 칩을 개발 중이다. 하지만 이러한 유전자 진단 기술의 개발과 유전자 치료는 결국 부자들만이 혜택을 누릴 수 있는 고비용의 서비스가 될 가능성이 크며, 이러한 유전자 연구의 차별적 혜택은 기존의 사회 불평등을 더욱 고조시킬 수 있다. 더욱이 유전자 연구가 우생학과 관련될 때 거대한 비용을 지불할 능력이 있는 부유층은 자신들이 원하는 유전형질을 소유하는 소위 '맞춤 아기'를 가질 수 있게 될 것이고, 그러한 지불 능력이 없는 가난한 사람들은 그러한 혜택을 누리지 못하게 됨으로써 빈익빈 부익부 현상을 더욱 심화시킬 수도 있다.

교황 요한 바오로 2세는 1983년 이탈리아에서 개최된 세계의학협회 참석자들에게 행한 연설에서 인간의 신성 불가침한 생물학적 본질(untouchable biological nature)에 대하여 강조하면서,

유전자 연구는 오직 치료 목적으로만 행하여야 함을 강조한 바 있다. 의학의 본질은 인류에게 탁월하고 필연적인 서비스를 제공하는 것에 있으며, 의학은 질병을 퇴치하고 신체의 결함을 치료함으로써 인류 복지의 증진에 기여해야 하고, 이러한 치료 행위 안에서 중요한 것은 인간의 존엄성을 보호하는 것이다. 또한 교황 요한 바오로 2세는 교황청 의료사도직위원회 주최 국제회의(1987년)에서 '인간성을 존중하는 의학(humanization of medicine)'을 강조하였다. 즉 의학이 단순히 과학적이고 기술적인 면에서만 인류 복지에 기여하는 것이 아니라 진실로 인간성을 존중하는 차원에서 인류에게 봉사할 때에야 비로소 인간의 삶이 윤택해진다는 사실을 상기하였다. 교황은 선을 추구하는 인간의 의지와 부합되지 못하는 일부 과학의 발전 양상이 있음을 지적하면서 이러한 양상은 비극적 결과를 초래하여 인간의 삶의 질을 퇴보시킬 수 있음을 경고한다. 따라서 의학이 인간성을 존중하는 방향으로 실천될 때 비로소 인간의 근본적인 선에 기여할 수 있다고 강조하였다.

아울러 교황 요한 바오로 2세는 1994년 교황청 과학학술원 정기총회에서 행한 연설에서 최근 게놈 프로젝트를 비롯한 유전자 기술의 급격한 발전에 대하여 언급하면서, 과학이 인류에게 부여할 수 있는 이득과 더불어 과학 발전에 대한 윤리적, 형이상학적 성찰의 필요성에 대하여 강조한 바 있다. 과학이 단독으로 인간 존재의 초월적 원천과 궁극 목표를 설명할 수 없으며, 과학자들이 인간 본성과 존엄성에 관한 형이상학적이고 윤리적인 질문에 대하여 깊이 성찰할 때 비로소 인류에게 봉사하는 과학이 될 수 있다.

게놈 프로젝트의 일차 완성으로 과학자들은 게놈 프로젝트가 제공하는 많은 양의 유전자 정보를 얻게 될 것이며, 이를 바탕으로 인간의 DNA 분자들의 본질을 분석, 연구하고, 이러한 연구를 통해 유전병 치료를 위한 신약을 개발할 수 있게 될 것으로 기대하고 있다. 하지만 이러한 분자생물학적인 분석을 제외하고 인간의 본질을 이해하는 방법이 없다고 생각한다면 오산일 것이다. 이러한 태도는 인간을 단순히 과학 연구의 생물학적 대상으로 전락시킬 것이며, 이는 인간의 존엄성을 부인하는 것이 될 것이다. 따라서 교황은 과학자들로 하여금 인간의 본성, 초월적 소명 그리고 인간의 존엄성에 대해 깊이 성찰할 것을 요구한다. 인간은 단순히 생물학적인 존재일 수는 없으며 오히려 생물학적인 존재 이상의 것으로서 영적인 존재이기도 하다. 그렇다면 과학 발전의 윤리적 정당성을 평가할 수 있는 원칙은, 과학이 인간의 물리적인 면과 정신적인 면 모두에 이득을 줄 수 있는가 하는 질문일 것이다.

유전자 연구에서 우선적으로 고려되어야 하는 요소는 인간 존엄성이다. 인간의 존엄성은 사회 혹은 어느 개인으로부터 주어지는 권리가 아니라 생득적인 권리, 곧 인간이기 때문에 주어지는 권리이다. 신학적으로, 인간의 존엄성은 인간이 하느님의 모상으로 창조되었다는 신념과 신앙에 근거한다(참조: 창세 1, 26). 하느님 모상으로 창조된 인간은 하느님과 개인적인 인격 관계를 이루고 있으며 이러한 하느님과 인간의 인격적 관계는 하느님과의 대화와 친교를 가능케 한다. 따라서 하느님과 인간의 인격적 관계는 인간 존엄성의 신학적 근거이며 이를 침해할 수 있는 권한은 아무에게도 없다.

유전자 연구가 대상인 인간을 목적이 아닌 수단으로 취급한다면 이는 인간 존엄성을 침해하는 행위이다. 유전자 연구가 순수한 치료 목적을 벗어나 소위 최적의 아이(super-baby)를 만들기 위한 우생학으로 변질된다면 이는 인간의 가치를 단순히 기능적으로만 파악하는 것이며 인간을 수단화하는 행위이다. 유네스코의 「인간 게놈과 인권에 관한 보편 선언」에서도 인간 게놈이 인간 고유 존엄성의 기초가 되며(제1조), 모든 인간은 유전적 특성에 관계없이 인간 존엄과 인권을 존중받을 권리가 있음을 인정하고 있다(제2조).

실 / 천 / 지 / 침

1. 유전자 연구를 수행하는 연구자는, 순수하게 치료 목적으로만 시행하여야 하며, 인간을 피검자로 선택하는 경우 연구자는 그의 연구가 인간의 존엄성에 반하는 것은 아닌지를 세심하게 검토하여야 한다. 환자가 피검자인 경우에는 환자에게 어느 정도 잠재적 이익을 상정할 수 있으나 환자가 아닌 일반인인 경우에는 자칫 인간이 수단화될 수 있는 위험이 있다는 것을 알아야 한다. 따라서 어느 경우이든 간에 피검자 자신의 '충분한 설명에 근거한 사전 동의(informed consent)'를 구해야 한다.

2. 유전자 연구를 시행하는 연구자는, 피검자 선정에 있어서 생명윤리에 관한 국제 규범들을 존중해야 한다. 즉 피검자가 자유로운 선택권을 행사할 수 있는 상황에 놓여 있어야 하며, 동의할 수 있는 법적 능력을 소유하고, 합당한 결정을 내릴 수 있는 충분한 이해력을 보유해야 하며, 결정 대상에 대한 충분한 지식을 소유해야 한다.

3. 유전자 연구를 계획하는 연구자는, 연구 계획 단계에서부터 기관 내 생명윤리위원회나 IRB 같은 연구 윤리 관련 위원회에서 연구 과정에서 발생할 수 있는 기술적, 법적, 윤리적 문제에 대한 검토를 미리 받도록 해야 한다.

4. 유전자 연구를 시행하는 연구자는, 대상자에 대한 비밀 보장의 원칙을 지켜야 한다. 즉 유전자 연구를 통해 알게 된 대상자의

유전적 결함 사실을 회사, 보험인 등 제삼자에게 알려 주어서는 안 된다. 대상자의 유전자 결함 사실이 인권 차별, 즉 낙인을 찍거나 오명을 씌우는 데 이용될 수 있기 때문이다. 환자의 유전자 관련 정보를 갖고 있는 의사는 유전자 결함 환자의 사생활권을 보호하기 위해 유전자 진단이나 유전자 상담 자료의 관리에 철저한 보안이 요구된다.

5. 유전자 연구에서 얻어진 내용을 가지고 환자 진료를 하는 의사는, 이를 가지고 개인의 유전적 소질을 인위적으로 변경시키거나 우생학적으로 개발하려는 어느 시도도 실행해서는 안 된다. 이는 모든 개인이 그 유전적 소질에 관계없이 주어진 그 자체로 존엄하며 그 존엄성을 존중받을 권리가 있기 때문이다.

6. 의사는, 현재와 같이 유전자 치료의 가능성이 극히 제한적인 상황에서 배아나 태아에 대한 산전 유전자 진단을 실행할 때는 세심한 주의를 해야 한다. 이는 산전 유전자 진단이 결과적으로 배아 파괴나 낙태를 유발하는 상황을 만들 수 있기 때문이다.

제18장

성체줄기세포 연구

줄기세포 연구는 세포의 노화나 변종으로 인한 인간의 질병 치료에 획기적인 역할을 할 것으로 기대되는 연구 분야이다. 교회는 "치료 행위는 날로 건강에 더 도움을 주는 방향으로 나아가고 있지만, 바로 그 이유 때문에 새롭게 연구해야 할 가능성들이 나타나고 있다"고 밝히며, 새로운 의학 연구의 필요성을 부정하지 않는다(의료인 헌장, 75항). 하지만 줄기세포를 얻는 방식에 의해 그 연구의 윤리적 타당성이 현격한 차이를 보이고 있다. 줄기세포는 배아줄기세포와 성체줄기세포로 나뉜다.

배아줄기세포는 체외수정을 통해 얻은 잔여 배아줄기세포와 난자의 핵을 제거하고 대신 체세포의 핵을 이식하여 얻은 체세포 복제 배아줄기세포로 나뉜다. 수정 순간부터 인간의 생명이 시작됨을 가르치는 교회는 배아줄기세포 연구가 윤리적으로 잘못된 연구임을 천명하고 있다. 가톨릭교회는 줄기세포에 대한 연구를 반대하지 않는다. 다만 온전한 인간 인격으로서 인간 배아를 파괴하면서까지 줄기세포를 추출하는 것을 반대할 뿐이다.

반면, 성체줄기세포는 성체, 즉 인간 개체로 발달한 인간 생명체의 신체 부분으로부터 얻는 줄기세포로 혈액의 조혈모세포, 골수, 장기의 중간엽 등에서 얻을 수 있다. 최근에는 탯줄이나 태반에서 성체줄기세포를 얻으려는 연구도 진행되고 있다. 성체줄기세포의 이점은 인간 생명의 파괴와 관련이 없다는 점뿐만 아니라, 성체줄기세포가 환자로부터 유래한 경우 면역 거부반응을 피할 수 있다는 점이다. 성체줄기세포는 기능 분화가 다양하지 못할 것이라 판단하는 연구자들도 있지만 최근 성체줄기세포의 기능 분화가 생각보다 다양할 가능성이 높다는 연구결과가 축적되고 있다.

가톨릭교회는 "지난 삼십 년 동안의 성체줄기세포(ASC)에 관한 연구에서 명백히 드러난 것은, 많은 성체 조직들이 줄기세포를 가지고 있지만 그 줄기세포들은 일정한 조직에 적합한 세포만을 생산할 수 있다는 것이다. 다시 말해, 이 세포들은 재 프로그램될 수 없다고 생각했다. 그러나 근래에, 인간의 여러 조직 — 골수(HSCs), 뇌(NSCs), 여러 장기의 중간엽(MSCs), 제대혈(P/CB, 탯줄혈) — 등에서도 다능성 줄기세포가 발견되었다"고 밝힘으로써 성체줄기세포 연구를 대안으로 제시하고 있다(인간 배아줄기세포의 생산과 과학적 치료적 활용에 관한 선언). 또한 유전공학과 분자생물학에서 가장 앞선 방법들을 적용하여 줄기세포에서 작용하는 유전자 프로그램을 분석하고, 원하는 유전자를 줄기세포나 원세포에 이식시켜 손상된 조직에 뚜렷한 기능을 회복시켜 줄 수 있는 주목할 만한 발전이 이루어져 왔음을 밝히고 있다.

이러한 연구 결과들로부터 몇몇 과학자들은 여러 성체 조직의 줄기세포들이 이전에 생각했던 것보다 더욱 배아줄기세포와 비슷할 수 있으며, 어떤 경우에는 그것과 매우 유사한 발생 목록을 가지고 있을 수 있다는 것을 암시하고 있다.

또한 배아줄기세포 연구와 달리, 성체줄기세포는 이미 임상시험 단계에 있다. 그래서 많은 사람들은 배아의 파괴 없이 줄기세포 치료제를 개발할 수 있는 성체줄기세포에 커다란 희망을 걸고 있다.

인간 생명을 파괴하지 않으면서도 면역 거부 반응을 피할 수 있는 성체줄기세포에 대한 연구는 줄기세포 치료제로서 연구할 만한 커다란 가치를 지닌다. 이에 한국 교회는 성체줄기세포에 대한 연구를 지원하고 있다. 최근의 연구 결과 기대했던 것에 충분히 미치지 못했으나 상당한 성과를 보이고 있다.

하지만 이러한 사실이 성체줄기세포를 이용한 치료제 개발은 모든 윤리적 문제로부터 자유롭다는 것을 의미하지는 않는다. 아무리 성체줄기세포에 대한 연구 결과가 시급히 요구된다 하더라도 인체를 대상으로 한 시험은 과학적 검토를 통한 안전성의 확보를 전제로 하며, 피험자의 위험을 최소화하여 시행되어야 한다. 또한 "어떠한 경우에도, 결과들이 기대에 못 미치는 것일 때에는 언제나 실험을 중단해야 하는 것은 의무"이다(의료인 헌장, 75항).

성체줄기세포의 임상 시험에 있어서도 피험자의 동의는 중요하다. 교회는 실험과 그것의 목적, 가능한 위험 요소들에 대해서 알도록 하여, 완전한 인식과 자유의사로 동의를 하거나 거부할 수 있도록 하여야 한다고 가르치고 있다(의료인 헌장, 77항).

흔히 연구자들은 피험자로부터 충분한 정보에 근거한 동의를 얻었다면 아무런 윤리적 문제가 없는 것으로 생각하는 경향이 있다. 하지만 과학적으로 잘못 설계된 시험이나 윤리적으로 정당화될 수 없는 시험에 피험자가 자발적으로 참여하였다고 해서 연구자의 윤리적 책임이 면제되는 것은 아니다. 전문적인 지식을 갖추지 못한 피험자에게 과학적으로 또는 윤리적으로 잘못 설계된 임상 시험에 참여토록 하는 것은 잘못이다. 많은 경우 피험자는 임상 시험을 실시하는 의사를 연구자로 이해하기보다 자신의 질병을 치료하는 의사로 이해하기 때문이다. 피험자는 치료적 임상 시험의 경우 그것이 아무리 임상 시험이라 하더라도 의사는 자신에게 해가 되기보다는 득이 될 것이라고 생각했기에 임상 시험에 참여할 것을 제안했다고 생각할 것이다. 따라서 임상 시험은 환자가 시험에 참여하거나 참여하지 않는 것이 최소한 동등한 상태, 즉 등가 상태(equipoise)에 있을 필요가 있다. 이것을 교회는 "임상적 단계에서 인간에 대한 실험은 '균형적 위험의 원칙', 즉 기대되는 이익과 예상되는 위험들 간의 적당한 비례의 원칙에 따라서 실시되어야 한다"(의료인 헌장, 79항)고 설명하고 있다. 이러한 원칙은 실험군과 대조군으로 나누어 비교하는 임상 시험의 경우에도 적용된다.

안전성에 대한 검토 역시 중요하다. 실험은 위험을 내포하고 있기 때문이다. 교회는 "모든 위험과 위험 부담이 제거되어야 한다고 요구할 수는 없다. 그러한 것은 인간적 가능성을 넘어서는 것이다. 만일 그렇게 된다면, 그것은 모든 진지한 과학적 연구를 마비시키고, 도리어 환자에게 자주 해로움을 주게 될 것이다. 그러나 도덕률이 허용할 수 없는 수준의 위험이 있다"라고 설명하면서, "인간 주체는 비인간적 존재들과 같은 위험에 노출되어서는 안 된다. 인간적으로 용납할 수 없는 위험을 넘어서는 문턱이 있다. 이러한 문턱은 인간 자신으로 하여금 '자신의 생명과 안전, 건강을 위험에 처하게 하거나, 또는 그의 질병을 악화시키는 것'을 금하게 하는 인격이라는 인간의 불가침적인 선에 의해서 설정된다"(의료인 헌장, 78항)라고 가르치고 있다.

따라서 교회는 실험에서의 안전성을 다음과 같이 강조하고 있다. "실험은 그 개입의 무해성의 보장과 위험도의 감소를 위한 보장이 마련되기 전까지는 시작될 수 없고 일반화될 수 없다. […] 주의 깊게 실행하는 임상 전 초기 단계에서는 폭넓은 자료를 제공해야 하고, 가장 안전하게 약학적·동물학적으로 보증이 되어야 하며, 조작 시 안전도 보장되어야 한다." 교회는 이러한 안전성을 확인하기 위해, 새로운 의약품이나 기술들에 대한 실험이 먼저 인간들에게 행해지기에 앞서서 동물들에게 실시되어야 한다고 권고한다(의료인 헌장, 79항). 그러나 동물실험에 있어 성체줄기세포 연구도 각별한 주의를 기울여야 하는 경우가 있다. 만약 연구하는 성체줄기세포가 전분화능세포의 지위를 갖는다면, 이 세포들을 동물의 배아나 뇌에 주입하는 실험을 해서는 안 된다. 이는 키메라 생성의 위험을 배제하기 위함이다. 이러한 종류의 연구는 줄기세포 연구를 감독하는 특별한 심사위원회의 심의를 거쳐야 한다.

환자나 피험자로부터 유래한 조직 등 검체를 연구에 사용하려는 경우에는 환자와 피험자의 동의를 구해야 하며, 사적 기밀을 보호하도록 각별히 주의해야 한다.

이상에서 짐작할 수 있듯이 성체줄기세포 연구에서 임상 시험과 관련하여 준수되어야 하는 윤리적 사항들은 여전히 존재한다. 성체줄기세포의 연구자들은 임상 시험 일반에 적용되는 다음과 같은 사항들을 준수해야 하고, 성체줄기세포 연구를 심사하는 윤리위원회 위원들은 이러한 사항들이 보장되고 있는지 심사해야 한다.

실 / 천 / 지 / 침

1. 연구자는, 성체줄기세포 연구에 참여하는 피험자로부터 충분한 정보에 근거한 '사전 동의'를 구하여야 한다. 충분한 정보에 근거한 동의를 구하는 것은 피험자가 임상 시험에 참여함으로써 자신에게 발생할 위험과 이익에 대해 충분한 설명을 듣고 자발적으로 그 참여에 동의한 것을 의미한다.

2. 연구자는, 성체줄기세포 치료제의 사용보다 덜 위험한 대안의 표준적인 치료제가 존재하는 경우 성체줄기세포 치료제의 사용은 신중히 해야 한다. 만약 대안의 표준적인 치료제가 존재한다면 피험자는 그것에 대해 알아야 하며, 대안의 표준적 치료와 성체줄기세포 치료제 각각으로부터 발생하는 위험과 이익에 대해 비교하고 판단해야 한다.

3. 연구자는, 성체줄기세포 치료제를 사용하는 임상 시험을 할 만한 윤리적 타당성을 충분히 갖추어야 한다. 일반적으로 임상 시험은 피험자가 그 시험에 참여하는 것과 참여하지 않는 것에 대한 위험과 이익의 고려가 등가 상태일 것을 요구한다. 참여하는 것이 참여하지 않는 것에 비해 이익보다는 위험이 현저하다면 이러한 임상 시험은 윤리적으로 잘못 설계된 시험이다.

4. 성체줄기세포 연구를 계획하는 연구자는, 자신의 연구가 인간을 대상으로 성체줄기세포 치료제를 사용할 만큼 안전성에 대한 과학적 평가를 거쳤는지 확인해야 한다. 흔히 새로운 치료

제의 안전성은 동물실험이나 그에 준하는 여타 방법을 통해 평가한다.

5. 성체줄기세포를 이용한 임상 연구를 계획하는 연구자는, 연구에 대한 계획과 수행에 관하여 먼저 기관 생명윤리위원회의 심의를 받아야 한다.

6. 연구자는, 환자나 피험자로부터 유래한 조직 등 검체를 연구에 사용하려는 경우 먼저 환자와 피험자의 동의를 구해야 하며, 피험자의 사적인 기밀을 보호하도록 각별히 주의해야 한다.

제19장

인간 배아 연구

현대 생명과학 기술은 우리 생활에 밀접한 영향을 미치며, 그 영향 범위가 전 사회, 전 세계에 이르러, 인류의 역사를 바꿀 수 있을 정도로 위력을 지니기도 한다. 따라서 생명과학자의 책임 또한 막중하다. 금세기를 이끌어 갈 원동력은 생명과학 기술이 될 것이라고 기대한 많은 사람들이 무비판적으로 복제 기술에 현혹되었던 것이 사실이다. 우리나라 정계, 언론 매체, 시민 단체, 학계 모두 배아줄기세포 연구에 대한 찬양 일변도의 사회 분위기에 편승했었다.

배아는 아기의 출산을 위해 만들어질 수도 있으며, 연구를 위해, 즉 타인을 위해 이용할 목적으로 만들어질 수도 있다. 배아줄기세포의 생성 찬성론자들은 환자의 건강과 연구 자유가 근본적으로 보장되어야 한다는 것을 연구의 근거로 내세운다. 그러나 모든 치료 약속은 지금까지 가정적일 뿐이며, 치료 가능성에 대해 좀 더 정확한 의견을 제시하려면, 수십 년 동안의 기초연구가 필요하다는 데 이견이 없다.

줄기세포는 출처에 따라 배아줄기세포와 성체줄기세포로 구별된다. 줄기세포는 무한히 증식될 수 있으며, 신체의 모든 세포 유형을 형성할 수 있는 일종의 원천적 다기능 세포이다. 배아줄기세포 연구는 초기 인간 생명인 배아를 희생시킴으로써만 가능하다. 연구진은 자궁에 착상시키면 인간으로 자라날 인간 배아를 만든 뒤 여기서 줄기세포를 채취한다. 배아 연구는 난치병 치료 연구를 위해서 또 다른 생명을 희생하고 도구화하므로 용납하기 어려운 윤리적 문제점을 가지고 있다.

그런데 배아줄기세포 연구를 통해 원하는 질병 치료의 목적에 도달할 수 있을지는 미지수다. 원하는 효과를 나타내는 것이 아니라, 기형 암세포를 만들 수 있다는 연구 결과가 나왔다. 동물실험 결과 배아줄기세포에서 유도된 기증세포는 체내에서 거부 반응을 일으킬 수 있으며, 기형 종양이나 기형 암종을 유발시키는 것으로 확인되었다.

배아줄기세포를 만들기 위해서는 먼저 인간의 정자와 난자의 수정을 통해서든 체세포 복제를 통해서든 인간 배아를 생산해야 한다. 그리고 4-5일 정도 분화시킨 다음 줄기세포를 채취하기 위해 배아를 파괴한다. 다시 말해 배아줄기세포 연구는 배아의 죽음을 전제로 한다. 배아줄기세포 연구를 위해서는 많은 수의 배아가 필요하다. 이것은 연구를 위해 수많은 인간 생명을 생산해 내어 살해하는 것을 의미한다.

이와 같이 불치병과 난치병 환자의 치료를 돕고자 하는 것이 목적이라는 배아줄기세포 연구는 배아의 희생을 전제로 한다는 근본적인 윤리 문제를 안고 있다. 난자와 정자로 수정된 배아이든, 체세포 핵이식을 통해 연구용으로 만들어 낸 복제 배아이든, 불임 시술 과정에서 남아 냉동 저장된 잔여 배아이든 모두 확실하게 결정된 정체성을 가진 인간 생명이기 때문이다. 환자들을 돕는다는 좋은 목적을 위해 연구한다지만, 생명을 조작하고 줄기세포를 채취하는 과정에서 무고한 배아가 죽게 된다.

실험에 이용되는 배아들은 미래의 특정한 몇몇 사람들의 더 나은 삶을 위해 어쩌면 도움이 될지도 모를 그런 불확실한 과학 연구를 위해 희생된다. 아무런 방어 능력이 없으며 자신의 이익을 대변할 길이 없는 무고한 배아가 살해되는 것이다.

연구를 수행하는 데는 목적이 있다. 이 목적은 선한 데 있어야 할 것이며, 이 선한 목적에 도달하기 위한 수단이나 방법 역시 올바르고 선해야 한다. 더구나 커다란 희생이 없이 가능한 성체줄기세포 연구라는 대안이 있다.

인간 존엄성은 생명의 모든 단계에서 인정되며, 인간의 생명은 결코 목적을 위한 수단으로만 사용되어서는 안 되고, 스스로 목적으로서 존중되어야 한다. 배아는 육안으로 식별할 수조차 없는 작고 미미한 존재이지만 단순한 세포가 아니라, 온전한 인간존재이다. 아직 인간이 되지 못한 인간 이전의 생명체로, 인간 존엄성이나 생명의 가치가 없는 것으로 평가해 배아의 생명권을 박탈할 권리가 우리에게는 없다. 단지 모든 인간 생명을 존중하고 존엄하게 다룰 의무가 있을 뿐이다.

인간 배아의 발달 과정은 자궁에 착상되거나 뇌파가 발생되는 등 특정한 발전 단계가 있지만, 그러한 단계는 배아의 발달 과정에서 질적으로 구별될 수 없는 연속적인 과정일 뿐이다. 그러한 과정 전체가 확정되는 시점은 수정 시점이다. 따라서 이 시점부터 생명권이 보호되어야 한다. 수정 단계부터 생명권을 인정하는 것은 과학적 사실뿐만 아니라 생명권의 의미나 목적에도 부합한다. 또 생물학적으로뿐만 아니라 법적으로도 인간의 생명권을 배아의 수정 시점부터 인정하지 않을 아무런 근거가 없다.

환자의 치료를 위한 연구, 특히 불치병이나 난치병 치료를 위한 연구의 경우에는 배아의 생명권과 환자의 건강권이 충돌된다. 치료 가능성을 향상시키기 위한 것이라는 선한 목적도 배아 살해라는 수단을 성스럽게 만들지 못한다. 생명권은 가장 기본적인 인간의 권리이다. 치료 목적이나 연구 목적 등 특수 목적을 위해 배아를 생성하여 이용하고 폐기하는 것, 즉 파괴하기 위해 생명을 만들어 내는 것은 일반적인 도덕 원칙이나 도덕 감정에 부합하지 않는다.

복제된 인간 배아를 이용하여 치료제를 만들고, 의약품을 만드는 일이 마치 그 자체로 난치병 치료를 돕는 일인 것처럼 보일지라도, 이는 명백히 배아의 파괴를 전제로 하는 행위이기 때문에 허용될 수 없다. 인간 생명체를 의학의 발전과 인류의 건강 증진이라는 미명하에 마음대로 처분해 버릴 수 있는 단순한 생물학적 재료 수준으로 격하시키거나, 한번 쓰고 버릴 수 있는 생물학적 재료로 취급하려는 시도는 비윤리적 행위이다. 인간 배아 복제 연구로 인한 여성 건강의 위해와 여성의 도구화 문제도 심각하다.

불치병 환자의 치료를 돕기 위한 연구는 도덕적으로 긍정적 평가를 받아야 마땅하지만, 한 생명을 구하기 위해 인위적 조작으로 다른 생명을 희생시키는 일은 옳지 않다. 환자를 돕기 위한 연구를 선행이라고 볼 수 있을 것이다. 연구를 통해 배아를 죽이는 일은 배아를 해치는 일이다. 어려운 처지에 있는 이들을 돕는 선행은 도덕적으로 옳은 일로 간주되지만, 다른 가치와 상충되거나 피치 못할 경우 이행하지 못할 수도 있으며, 절대적 의무는 아니다. 그러나 생명을 파괴하는 것과 같은 악행을 저지르지 말아야 한다는 악행 금지의 원칙은 반드시 지켜져야 할 기본적 도덕 원칙이다. 그러므로 불치병 환자를 돕기 위해 연구한다는 명목으로 무고한 생명을 희생시키는 일은 허용될 수 없다.

생명과학은 생명의 존엄성을 존중하는 범위 내에서 자유와 자율성을 보장받을 수 있다. 자유와 자율성을 확보하려면 그에 따르는 책임감이 있어야 하며, 공명심이나 상업성을 배제해야 한다.

실 / 천 / 지 / 침

1. 가톨릭 의료 기관에서는 인간 배아 연구를 해서는 안 된다. 한 번 쓰고 버리는 생물학적 재료로 인간 배아를 만들어 내는 것은 부도덕하다. 잔여 배아든 복제 배아든 인간의 생명인 배아를 질병 치료에 이용하는 것은 결국 인간의 생명을 인위적으로 조작하여 한 인간 생명을 다른 인간의 건강을 위한 수단으로 이용하는 행위로서 근본적으로 생명을 파괴하는 행위이자 인간 존엄성을 훼손하는 행위이기 때문이다.

2. 의사는, 인간 배아가 수정의 순간부터 한 인간 생명으로 결정된 주체이며, 바로 그때부터 통합적이고 지속적이며 점진적인 발전을 시작하게 되므로, 그 진행 과정의 어떤 단계도 단순히 세포 덩이로만 여겨질 수 없음을 인정해야 한다. 인간 존엄성은 생명의 모든 단계에서 인정되며, 인간의 생명은 결코 목적을 위한 수단으로만 사용되어서는 안 되며, 스스로 목적으로서 존중되어야 한다.

3. 의사는, 행위의 목적이 선한 것이라면 목적을 이루어 내는 수단도 선해야 함을 인식해야 한다. 연구의 목적이 도덕성을 지녀야 하듯이 그 수단도 도덕성을 지녀야 한다. 치료 목적의 연구라는 명목으로 인간 생명인 배아를 희생시키는 것은 도덕적 정당성을 인정받을 수 없다.

4. 의사는, 배아줄기세포와 거기서 얻은 분화 세포들을 사용하는 것이 윤리적으로 정당하지 못함을 인식해야 한다. 이 경우 인간 배아를 생산하거나 공급하는 사람들이 저지르는 인간 배아의 생산과 조작에 물질적으로 협력하는 것이나 마찬가지이기 때문이다.

제20장

동물실험

동물실험이란 동물을 사용하는 실험을 통해서 생명현상을 연구하는 것으로, 동물에 실험 처치를 하고 그 결과로 나타나는 동물의 생체반응을 관찰, 측정, 해석하는 것을 말한다. 이때 사용되는 실험동물은 검정, 진단, 교육, 연구 등을 위해 특별히 개발되어 사용되는 동물을 말한다. 이러한 실험동물은 인간을 대신하여 생체 정보를 제공하고, 어떤 자극에 대한 반응을 양적으로 표현할 수 있는 '살아 있는 시약'으로 불리며 생명과학 연구에 있어서 필수적으로 사용되는 동물이다. 이러한 실험동물을 사용하여 실시되는 동물실험은 생물학·농학·축산학·수의학·약학·치의학·의학 등 여러 학문 분야 연구와 교육에 기여하고 있다.

우리가 실험동물을 이용해서 연구를 하는 이유는 크게 세 가지라고 할 수 있다. 즉 첫째로 새로운 약품이나 수술 기법 등이 개발되었을 경우 사람에게 이를 직접 사용하는 것은 윤리적이지 못하다는 이유에서이다. 신약이나 새로운 수술 기법은 이를 먼저 동물에게 실험함으로써 이들 신약이나 치료 기법을 사람에게 사용할 때의 안전성이나 효과를 미리 점검하게 되는 것이다.

둘째는 과학적인 이유로서, 동물실험이 아니면 얻어 낼 수 없는 정보가 있기 때문에 굳이 동물실험을 하게 되는 경우이다. 동물실험은 사람에서 제어가 불가능한 조건들을 재현하는 연구도 가능하게 해준다. 즉 실험동물에게는 동일한 영양분을 공급하며 사육할 수 있고 동일한 조건에서 얻어진 결과들을 동시에 측정할 수도 있는 것이다.

셋째로는 동물실험을 통하여 얻은 유용한 정보들이 동물들 자체의 복지를 위해서도 사용될 수 있기 때문이다. 즉 많은 동물을 희생하여 사람 질환의 예방과 치료에 사용된 방법들이 동물에게도 그대로 적용되기 때문이다. 사람에게 사용되던 백신, 항생제, 마취제, 수술 방법 등이 지금 수의학에서도 보편적으로 쓰이고 있는 것이 바로 그 좋은 예다. 애완동물, 가축 그리고 동물원에서 사육되는 야생 동물들이 더 장수하고 안락하게 지낼 수 있는 것은 동물 연구의 결과이다. 또한, 많은 경우의 치료법은 동물만을 위하여 개발되기도 한다.

이처럼 동물실험은 사람이나 동물 자체의 이익을 위해 필요한 연구 방법으로 오랫동안 실행되어 왔지만, 그렇다고 실험동물에 대한 과학적, 윤리적 배려가 없이 마구 시행되어서는 안 된다.

동물이 인간을 위해 희생되어 온 것이 어제 오늘 일은 아니지만, 인간의 눈부신 과학 발전과 더불어 동물실험에도 여러 가지 문제가 심각하게 제기되었다. 동물들 또한 고통을 느끼는 생명체임에도 불구하고 인간이 아니라는 이유로 실험 과정에서 엄청난 고통과 죽음을 경험하고 있으며, 제대로 마취되었는지 확인할 겨를도 없이 벌어지는 수술과 실험, 위험하고 고통스러운 환경에의 노출, 그리고 온갖 형언할 수 없는 고통을 안겨 주는 약물의 사용 등 헤아릴 수 없이 많은 동물들이 지금 이 시간에도 세계 곳곳에서 수십만 마리씩 고통받고 죽어 가고 있다.

실험동물들도 생명권과, 신체를 훼손당하지 아니할 자유, 그리고 깨끗한 곳에서 거주할 자유 등 인간과 마찬가지로 기본적 자유를 가지고 있다. 따라서 모든 실험동물은 안전하고 위생적인 환경에서 사육되고 실험되어야 한다. 이러한 실험동물의 복지에 대하여서는 헬싱키 선언 12조에서도 언급되어 있다. 실험동물도 사랑·슬픔·고통·자존심 등 인간이 느끼는 감정과 사고가 가능한 생명체이다. 인간이 인간답게 살아간다고 할 수 있는 것은 사회 속에서 법이 존재하고, 법이라는 테두리 안에서 보호받기 때문이다. 누군가 나를 해치려 할 때 내가 도움을 청하고 그것이 받아들여지는 것은 바로 생명 존중에 대한 법이 있기에 가능한 것이다. 그것이 바로 인권이며 우리 인간에게 있어서는 가장 중요한 법이다. 마찬가지로, 동물에게도 필요한 제도가 있어야 한다. 최소한 동물들이 보호받을 제도, 살아갈 수 있는 제도, 자고 먹고 그리고 실험에 쓰이게 되더라도 고통스럽지 않을 수 있는 제도가 있어야 한다.

또한 동물실험은 윤리적으로 진행되어야 한다. 동물실험 윤리와 관련하여 가장 초보적인 단계가 세 가지 대안적 방법, 즉 대체(Replacement), 감수(Reduction), 개선(Refinement) 등 소위 '3R'를 실천하는 일이다. '대체'란 살아 있는 고등동물을 감각이 없는 물질이나 고통 감지 능력이 떨어지는 하등동물로 대체하는 것을 말하며, '감수'란 주어진 실험에 요구되는 동물의 수를 감소시키는 것을 말한다. 또한 '개선'이란 마취제, 진통제 등을 통해 동물의 고통을 줄이고, 사육실 환경을 동물의 습성에 가깝도록 개선하는 것을 말한다. 물론 이 경우 대체, 감수, 개선은 과학적 의미를 손상시키지 않는 범위 내에서 이루어져야 한다.

해당 동물실험이 윤리적인지 그렇지 않은지에 대한 판정은 관련 분야의 연구자뿐만 아니라, 윤리성을 판단할 수 있는 분야의 전문가가 포함된 위원회에서 해야 한다. 이와 같은 동물실험 윤리위원회가 소속 기관에 설치되어 동물실험의 윤리성에 대해서 심사하는 권한과 책임을 갖게 되며, 연구자들은 동물실험을 하기에 앞서서 동물실험 윤리위원회에 계획서를 제출하여 사전에 연구 허가를 받은 뒤에 실시하여야 할 것이다.

미국의 경우 1985년에 실험 동물법이 개정됨에 따라 동물 복지법의 영역이 크게 확대되었다. 개정된 법의 주목적은 실험에 이용되는 동물이 받는 고통과 억압을 감소시키는 것이다. 미국 정부는 동물실험의 대안으로서 앞서 언급한 '3R'를 실행하고 있다. 또한 미국은 동물 복지법과 국가연구자문위원회에서 발간한 '실험동물의 관리와 사용에 관한 지침서'에서 동물실험에 대해 책임이 있는 사람을 명확히 하고 있다. 이것은 실험동물관리위원회(IACUC)의 구성과 권한에 나타나 있는데, 즉 위원회는 동물실험의 경험이 있는 과학자, 실험동물학을 전공한 수의사 및 제삼자로서 기관과 무관한 지식인이 반드시 참여하도록 하고 있으며, 위원회에는 실험 계획 및 실험의 실시 상황이 지침에 맞는지를 평가하는 권한이 부여되어 위원회를 중심으로 자율적인 규제의 자세를 유지하고 있다.

영국은 일찍이 동물을 보호받을 대상의 하나로 책정한 최초의 국가로서 이미 1876년에 동물 학대 방지법을 제정했다. 1986년에 동물 학대 방지법을 대치하는 법으로, 동물 과학적 처치법(Animal Science Procedure Act)을 새롭게 제정했다. 이 법에 의하면 동물 보호는 주 정부가 주는 면허 제도로서 가능한데, 동물실험을 수행하기 위해서는 3종의 면허, 즉 시설 인정서, 프로젝트 면허 및 개인 면허증이 필요하다. 프로젝트 면허를 얻기 위해서는 3R를 실시하기 위한 구체적 방법, 특히 실험에 수반되는 고통의 정도와 그 고통의 경감을 위한 방법을 확실히 하지 않으면 안 되게 하였다.

한편 일본에서는 1973년에 동물의 보관 및 관리에 관한 법률이 공포되고, 2000년 동법은 동물의 애호 및 관리에 관한 법으로 개정되었다. 실험동물에 관한 법은 동물의 애호 및 관리에 관한 법에 기초하여 동물실험의 실시에 있어서 동물의 취급은 어디까지나 연구자의 양심에 맡기고 있다. 한편, 적정한 동물실험을 실시하기 위한 자율적인 규제 움직임이 연구자 측에서 싹

트기 시작하여 일본 학술회의는 1980년 동물실험 지침을 제정하도록 정부에 권유하였다. 이에 문부성은 동물실험을 실시하는 대학의 상황에 따라 동물실험 지침을 제정하여 운영토록 요구하고 있다.

이에 비해 우리나라에서는 실험동물에 관한 마땅한 법적 보호 장치가 마련되어 있지 않고, 따라서 실험동물 사용자는 사용동물 수라든지 실험동물의 사육 관리 상태 등에 대하여 보고할 의무가 없으며 공개를 꺼리는 것이 일반적인 관례이다. 그래서 실험동물의 일상적인 관리나 동물실험의 올바른 지침도 없이 비윤리적으로 동물실험을 수행하는 곳이 적지 않은 실정이다. 실험동물 관리와 동물실험에 대한 선진국 수준의 법적·제도적 마련이 시급하다고 하겠다.

동물을 이용한 실험 연구에 대해서는 가톨릭교회도 그것이 인간에게 도움이 되는 결과를 얻기 위해서는 필요한 일이라는 것과, 그러나 이 경우 실험동물에 대한 특별한 배려가 있어야 한다는 점을 강조하고 있다. 즉 교황 요한 바오로 2세는 의약품들을 치료에 사용하기 전에 우선 실험동물을 대상으로 실험을 해 보아야 한다고 언급한 바 있고, 또한 교황 비오 12세도 살아 있는 인간에게 새로운 치료법을 적용하기 위해서는 실험실 모형에 의한 연구와 동물실험이 사전에 이루어져야 한다고 말한 바 있다(생명윤리, 47장).

그러나 동물실험에서 무엇보다 중요한 것은 연구자들의 자세이다. 교회는 이 점에 대해서도 연구자 본인이 실험동물을 조심스럽게 다루어야 한다는 점을 강조하고 있다. 즉 교황청 생명학술원에서는 보다 확실한 실험 결과를 얻기 위해서라도 실험동물이 받는 고통을 줄여 주도록 해야 하며 그 실험이 꼭 필요하고 합당한 것인지 등을 신중하게 고려해야 한다는 점을 분명히 하고 있다(이종이식의 전망, 9항). 실험동물을 단순히 '살아 있는 시약'이 아닌 하나의 생명체로 보아야 할 것이다. 실험동물 역시 생명을 가지고 있고 고통을 느끼고 이를 표현할 수 있기 때문에 생명체에 대한 존엄성을 가지고 실험동물을 실험하는 데에 최소한의 고통을 받도록 해야 할 것이다. 또, 실험동물을 사육할 때 역시 실험동물이 두려움이나 배고픔, 추위 등을 겪지 않도록 생명체로서의 권리를 보장해야 할 것이다.

실 / 천 / 지 / 침

1. 동물실험 연구자는, 그 실험의 목표가 추구할 만한 가치가 있는 것인지에 대해 우선 진지하게 고려해야 한다. 자신이 수행하려고 하는 동물실험이 이미 진행되었던 실험의 반복이 아니라 새로운 목표를 달성하기 위한 의미 있는 것이어야 한다.

2. 동물실험 연구자는, 그 실험을 통해 연구 목표를 달성할 가능성이 상당히 높아야 한다. 방법론적으로 비과학적이고 불분명한 동물실험은 하지 않아야 한다. 즉 연구 주제와 관련해서 사전에 충분한 정보와 지식을 갖고 있어야 하며 이를 바탕으로 자신의 연구가 목표 달성 가능성이 높은 실험이라는 확신이 있어야 한다.

3. 동물실험 연구자는, 자신의 연구 영역에서 동물실험에 대한 대안적 방법(대체, 감수, 개선)을 찾도록 노력해야 한다. 특히 동물실험을 대체할 만한 대체 실험이 있을 경우, 동물실험보다 비용이 더 많이 든다 할지라도 대체 실험을 사용해야 한다. 대체 실험은 실험동물을 보호하고 실험으로 희생되는 동물의 수를 줄일 수 있기 때문이다. 대체 실험이 없을 경우, 동물실험이 정당하기 위해서는 동물실험을 함으로써 얻어지는 이익이 실험동물의 고통보다 훨씬 커야 한다. 또한 동물실험을 하기로 결정되었다 할지라도 동물의 고통이 최소화될 수 있도록 환경이 조성되어야 한다.

4. 동물실험 연구자는, 연구를 실시하기 전에 자신이 근무하는 기관 내 동물실험 윤리위원회 또는 유사 윤리위원회의 연구 승인을 얻어야 한다. 이와 관련하여, 동물실험 계획서에는 이 연구가 반드시 윤리적 고려를 하였다는 사실을 포함해야 한다.

5. 동물실험 연구자는, 실험이 끝난 동물의 사체를 반드시 소각로에서 소각해야 한다. 이는 동물의 사체가 감염성 폐기물이기 때문에 안전하게 처리함으로써 감염의 확산을 막아야 하기 때문이다. 동물실험 계획서에는 이와 같은 내용의 실험 종료 후 사체의 처리 방법에 대해서도 기술하여야 한다.

「의학윤리지침서」 연구 작업을 끝내고…

2006년 9월부터 1년 반이라는 짧지 않은 기간 동안의 연구 작업과 공개토론회를 거쳐 「의학윤리지침서」라는 작은 결과물을 내놓게 되어 매우 기쁩니다. 이번의 작업은 이미 1991년 '가톨릭중앙의료원'이 제정하여 사용하고 있는 「의학윤리지침서」를 기초로 하여, 한걸음 더 나아가 의료와 연구 환경의 변화와 윤리 의식의 성숙으로 인한 시대적 요구에 따른 보완 작업이었기 때문에 온전히 새로운 작업은 아니었습니다. 이전의 지침서가 10개의 임상 진료 항목에 대해, 선언문 형식으로 작성된 것에 비해 이번의 보완 작업은 우선 항목을 모두 20개로 늘리면서 의료 환경의 변화와 함께 따라온 연구 윤리의 내용도 함께 추가하였습니다. 뿐만 아니라 각각의 주제가 담고 있는 기본적인 윤리 정신을 가톨릭 사상에 따라 상술하면서 구체적으로 제시되는 지침들이 의료와 연구 현장에서 왜 그렇게 실천되어야 하는가의 기초를 제공하고 있기 때문에 이전의 지침서가 새롭게 단장했다고 말할 수 있겠습니다.

서문에서도 언급했듯이 최근 10-20년간 생명의학의 눈부신 발전이 인간 생명의 질적 향상이라든가 인류의 건강에 크게 기여하였다는 평가를 받는 반면, 그 발전이 인류에게 가져다준 근심 또한 커진 것이 사실입니다. 발전에 따른 책임과 의무가 함께 병행되지 않은 때문입니다. 의학의 놀라운 발전도 마찬가지입니다. 이 지침서는 바로 이러한 관점에서 의학의 놀라운 발전에 윤리적 책임과 의무가 병행되고 있는가에 대한 성찰이 기본 바탕이 되고 있습니다. 이를 바탕으로 이번의 지침서는 진정으로 환자의 권리를 존중하고, 그들의 고통을 함께 아파하는 가운데 인간으로서의 존엄성을 철저히 보호하려는 관점에서 여러 분야들을 점검하였으며, 나아가 생명의학에서의 새로운 분야를 점검하면서 그에 대한 현실과 내용, 그리고 가톨릭적 가치관에 입각한 해결 방법과 행동 지침을 제시하려고 노력하였습니다.

이 지침서가 다루고 있는 분야와 내용들은 앞으로도 계속해서 수정·보완될 것입니다. 그렇지만 우리의 스승이시며 치유자이신 예수 그리스도께서 우리에게 보여주시고 또 가르치신 진실과 신뢰 그리고 사랑의 정신은 변함없이 항구할 것입니다. 비록 지침서의 용어 한두 개가 예수님께서 가르치신 기본 정신을 훼손한다고 하면 그것은 전적으로 우리 연구위원들의 탓이라고 해야 합니다.

끝으로 이 지침서가 대한민국의 의료 사회에 가톨릭 정신을 널리 알리고, 또한 가톨릭 의학 윤리가 한국의 의학 윤리 확립에 모범이 되고, 선도하는 역할을 할 수 있기를 기대합니다. 이 지침서 연구를 위해 노고를 아끼지 않으신 가톨릭생명윤리연구소의 연구위원님들과 천주교 서울대교구 생명위원회의 학술연구위원님들께 감사드리며, 또한 이 지침서 발간의 과정에서 한마음으로 함께하여 주신 가톨릭 임상연구지원센터의 나현오 수

녀님께도 진심으로 감사를 드립니다.

2008년 부활절에

가톨릭생명윤리연구소장/
서울대교구 생명위원회 학술연구위원장

이 동 익 신부

< 참고문헌 >

제2차 바티칸 공의회, 현대 세계의 교회에 관한 사목헌장「기쁨과 희망」, 1965. 12. 7., 2002년 개정판, 한국천주교중앙협의회.

교황청,「가정 권리 헌장」, 1983. 10. 22., 한국천주교중앙협의회.

교황 요한 바오로 2세, 회칙「생명의 복음: 가톨릭교회의 가르침」, 1995. 3. 25., 한국천주교중앙협의회.

교황 요한 바오로 2세, 교황 권고「가정 공동체」, 1981. 11. 22., 한국천주교중앙협의회.

교황 바오로 6세, 회칙「인간 생명」, 1968. 7. 25., 한국천주교중앙협의회.

교황 요한 바오로 2세, 회칙「인간의 구원자」, 1979. 3. 4., 한국천주교중앙협의회.

교황청 신앙교리성, 인간 생명의 기원과 출산의 존엄성에 관한 훈령「생명의 선물」, 1987. 2. 22.:「사목」제112호, 한국천주교중앙협의회.

교황청 신앙교리성, "안락사에 관한 선언", 1980. 5. 5.:「사목」제71호, 한국천주교중앙협의회.

교황청 신앙교리성, "인공 유산 반대 선언문", 1974. 11. 18.:「사목」제42호, 한국천주교중앙협의회.

교황청 가정평의회, "배아 감수에 관한 선언", 2007. 7. 12.:「가톨릭교회의 가르침」제17호, 한국천주교중앙협의회.

교황청 보건사목평의회, 「의료인 헌장」, 1995, 가톨릭대학교출판부.

교황청 사회복지평의회(인간계발위원회), "중환자와 임종자에 관한 윤리 문제" I-II, 1981.: 「사목」 제78-79호, 한국천주교중앙협의회.

교황청 생명학술원, "인간 배아줄기세포의 생산과 과학적 치료적 활용에 관한 선언", 2000. 8. 25.: 「가톨릭교회의 가르침」 제18호, 한국천주교중앙협의회.

주교회의 신앙교리위원회 생명윤리연구회 엮음, 『생명과 가정』, 2004. 3. 5., 한국천주교중앙협의회.

이창영 편역, 『생명윤리: 가톨릭교회의 가르침』, 2003. 5. 1., 한국천주교중앙협의회.

한국천주교 주교회의 교리교육위원회 역, 『가톨릭교회 교리서』, 1994, 한국천주교중앙협의회.

대한의사협회, "의사 윤리 강령", 1997.

IMPRIMATUR
† Nicolao Cheong
Archiepiscopus Seoulensis
Seoul, die 27 Mar. 2008

의학윤리지침서

제1판 제1쇄 펴낸날 2008년 4월 7일
제1판 제6쇄 펴낸날 2012년 9월 5일

지은이 가톨릭생명윤리연구소
펴낸이 박영식
펴낸곳 가톨릭대학교출판부

출판등록 제300-1989-1호(1989년 1월 13일)
주소 110-758 서울시 종로구 창경궁로 296-12
전화 02-740-9718 ‖ 전송 02-745-9793
전자우편 cukpress@catholic.ac.kr ‖ 홈페이지 http://press.catholic.ac.kr
인쇄 가톨릭출판사

ISBN 978-89-7108-217-1 93520

값 8,000원